U0890518

无菌制剂技术

WUJUN ZHIJI JISHU

主　编　沙赟颖

副主编　刘明源　潘友华

参　编　厉彦翔　刘竺云

江苏大学出版社

JIANGSU UNIVERSITY PRESS

镇　江

图书在版编目(CIP)数据

无菌制剂技术／沙赟颖主编．—镇江 ：江苏大学出版社，2018．8（2024．8 重印）
ISBN 978-7-5684-0896-7

Ⅰ．①无… Ⅱ．①沙… Ⅲ．①制剂学 Ⅳ．①R943

中国版本图书馆 CIP 数据核字(2018)第 187955 号

无菌制剂技术

主　　编／沙赟颖
责任编辑／张小琴
出版发行／江苏大学出版社
地　　址／江苏省镇江市京口区学府路 301 号(邮编：212013)
电　　话／0511-84446464(传真)
网　　址／http：//press. ujs. edu. cn
排　　版／镇江文苑制版印刷有限责任公司
印　　刷／广东虎彩云印刷有限公司
开　　本／718 mm×1 000 mm　1/16
印　　张／11．5
字　　数／185 千字
版　　次／2018 年 8 月第 1 版
印　　次／2024 年 8 月第 5 次印刷
书　　号／ISBN 978-7-5684-0896-7
定　　价／38．00 元

前言

“无菌制剂技术”是药物制剂专业的核心课程，主要功能是使学生了解无菌制剂的基础知识，培养学生从事无菌制剂专业领域实际工作所需的基本职业能力和职业技能，能胜任无菌制剂配料工、注射液调剂工、输液灌装工、冷冻干燥工、理洗瓶工、水针灌封工、灯检工、粉针灌装工等一线岗位工作。

基于无菌制剂岗位的职业能力要求和高等职业教育人才培养的要求，以现行《中华人民共和国药典》和《药品生产质量管理规范》为基准，按照无菌制剂的工作要求和剂型类别，将内容进行归类与整合，设置了“制药用水的制备”“小容量注射剂的制备”“大容量注射剂的制备”“注射用无菌粉末的制备”“眼用制剂的制备”5个项目，将药物制剂的系统知识与实践经验直接结合。

本书将学校的教学和企业的实际工作任务过程紧密地结合起来，按工作过程中的具体任务展开基础知识、基本操作和基本技能的讲解，达到教学内容的生动性和形象性。例如，小容量注射剂的制备，就是根据制药企业的生产任务，按照制备过程中容器的洗涤 & 灭菌—配液 & 滤过—灌封—灭菌 & 检漏—灯检的工艺流程进行理论知识的讲解和实践技能的训练。

本书对接药物制剂工职业资格标准，结合本地区行业发展实际，是校企合作对本专业职业能力模块课程开发适应现代学徒制的特色教材。教材以模块、项目划分教学单元，实施项目化教学。教材的编写注重采用中国医药城、扬子江药业等园区企业生产实际，取自于工，用之于学。

在编写过程中，编者查阅和参考了相关网络资料和文献，得到很多教益和启发，在此向其作者表示衷心的感谢。

由于编者知识有限，书中难免存在错误之处，敬请广大读者批评指正！

编　者

2018年8月

目录

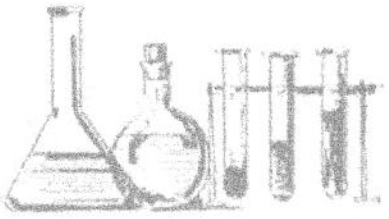

项目一 绪论

项目知识

一、无菌制剂

无菌制剂是指法定药品标准中列有无菌检查项目的制剂，临床应用广泛，主要包括注射用制剂（如注射剂、输液、注射粉针等）、眼用制剂（如滴眼剂、眼用软膏剂、凝胶剂等）、植入型制剂（如植入片）等。由于这类制剂直接作用于人体血液系统或创口、黏膜等特殊部位，在使用前必须保证其处于无菌状态，因此，在生产过程中需要采用一系列的特殊生产技术来防止微生物的污染，以保证无菌制剂的质量，确保用药的安全性。

无菌制剂按生产工艺可分为两类：采用最终灭菌工艺的为最终灭菌产品；部分或全部工序采用无菌生产工艺的为非最终灭菌产品。

灭菌：指使用物理、化学或机械方法杀死或除去所有微生物，以获得无菌状态的过程，所用的灭菌方法称为灭菌法。其目的是既要杀死或除去药物制剂中的微生物，又要保证药物的理化性质稳定及临床疗效不受影响。灭菌应以杀死芽孢为主。

无菌：指物体或一定介质中没有任何活的微生物存在，即用任何方法（或通过任何途径）都鉴定不出活的微生物体。国际上一般公认无菌保证水平（SAL）为 10^{-6}，即在灭菌后的制剂中，每 10^6 个包装中存活的微生物数不得多于 1 个。

无菌生产：系无菌生产系在 GMP 规定的环境条件下，将无菌的物料分装于无菌的容器中并完成密封，以获得无菌药品的过程。

最终灭菌：系对完成最终密封的产品进行灭菌处理，以使产品中微生物的存活概率（即无菌保证水平）不得高于 10^{-6} 的生产方式。无菌药品应当尽可能采用加热的方式进行最终灭菌，采用湿热灭菌方法进行最终灭菌的，通常标准灭菌时间 F_0 的值应当大于8 min。流通蒸汽处理不属于最终灭菌，因其无法达到规定的灭菌效果，只能作为无菌制剂辅助灭菌手段。对热不稳定的产品，可采用无菌生产操作或过滤除菌的替代方法。

无菌操作法：系指在整个操作过程中利用或控制一定的条件，使产品避免被微生物污染的一种操作方法或技术。该法适合一些不耐热药物的注射剂、眼用制剂、皮试液、海绵剂和创伤制剂的制备。按无菌操作法制备的产品，一般不再对其灭菌，但某些特殊（耐热）品种可进行再灭菌（如青霉素G等）。最终采用灭菌的产品，其生产过程一般采用避菌操作（尽量避免微生物污染），如大部分注射剂的制备等。

无菌操作室、层流洁净工作台和无菌操作柜是无菌操作的主要场所，无菌操作所用的一切物品、器具及环境，均需按前述灭菌法灭菌，如安瓿应150～180 ℃、2～3 h干热灭菌，橡皮塞应121 ℃、1 h热压灭菌等。操作人员进入无菌操作室前应洗澡，并更换已灭菌的工作服和清洁过的鞋，不得露出头发和内衣，以免污染。

无菌检查法：系指检查药品与辅料是否无菌的方法，是评价无菌产品质量必须进行的检测项目。无菌制剂必须经过无菌检查法检验，证实已无微生物生存后才能使用。《中华人民共和国药典》（以下简称《药典》）规定的无菌检查法有直接接种法和薄膜过滤法两种。

（1）直接接种法：将供试品溶液接种于培养基上，培养数日后观察培养基上是否出现混浊或沉淀，与阳性和阴性对照品比较或直接用显微镜观察。

（2）薄膜过滤法：取规定量供试品经薄膜过滤器过滤后，取出滤膜在培养基上培养数日，观察结果，并进行阴性和阳性对照试验。该方法可过滤较大量的样品，检测灵敏度高，结果较直接接种法可靠，不易出现“假阴性”结果；但应严格控制过滤过程中的无菌条件，防止环境微生物污染而影响检测结果。

二、药品生产环境与条件

现代药品生产中，生产出优质药品必须具备四个要素：① 合理的剂型选择、处方设计和工艺流程；② 合格的原辅料与包装材料；③ 优越的生产环境与条件；④ 严格的生产和质量管理。要确保优质药品的生产，需要优良的生产环境与条件（包括厂房、车间和设备）。

1. 药品生产厂址选择和工艺布局

药品生产厂房的选址、设计、布局、建造、改造和维护必须符合药品生产要求，应能最大限度地避免污染、交叉污染、混淆和差错，便于清洁、操作和维护。厂房应选择在大气含尘、含菌浓度低，无有害气体，对药品质量无有害因素，卫生条件较好的区域。药品生产厂的总平面布置除遵循国家有关工业企业总体设计原则外，还应按照不对药品生产产生污染、营造整洁的生产环境的原则确定。厂区的地面、路面及运输等不应对药品的生产造成污染，生产、行政、生活和辅助区的总体布局应合理，不得互相妨碍；厂区和厂房内的人流、物流走向应合理。

生产厂房应按生产工艺流程及相应洁净级别要求合理布局，根据药品品种、生产操作要求及外部环境状况配置空调净化系统，保证药品的生产环境。制药工艺布局应按生产流程要求做到布置合理、紧凑，有利于生产操作，并保证对生产过程进行有效管理，防止人流、物流之间的混杂和交叉污染；在药品洁净生产区域内应设置与生产规模相适应的备料室、原辅材料、中间体、半成品、成品存放区域。设备的维护和维修不得影响药品质量，应尽可能降低污染、交叉污染、混淆和差错的发生率，便于操作、清洁、维护，以及必要时进行的消毒或灭菌。

2. 药品生产区域的洁净要求

为保证药品生产质量、防止生产环境对药品的污染，生产区域必须具备 GMP 规定的与其生产工艺相适应的环境。药品生产的洁净区可分为以下 4 个级别：

A 级：高风险操作区，如灌装区，放置胶塞桶、敞口安瓿瓶、敞口西林瓶的区域及无菌装配或连接操作的区域。通常用层流操作台（罩）来维持该区的环境状态。

B 级：指无菌配制和灌装等高风险操作 A 级区所处的背景区域。

C 级和 D 级：指生产无菌药品过程中重要程度较低的洁净操作区。

药品生产区域应以空气洁净度（尘粒数和微生物数）为主要控制对象，同时还应对其温度、湿度、新鲜空气量、压差、照度、噪声等参数做出必要的规定，其中至少应对温度、湿度、压差、悬浮粒子、微生物进行验证。环境空气中不应有不愉快的气味及有碍药品质量和人体健康的气味。药品生产洁净室（区）空气洁净度等级见表 1-1。

表 1-1　洁净室（区）空气洁净度级别

洁净度级别	悬浮粒子最大允许数/m^3				浮游菌 cfu/m^3	沉降菌(90 mm) cfu / 4 h	表面微生物	
	静态		动态				接触碟(55 mm) cfu/碟	5 指手套 cfu/手套
	≥0. 5 μm	≥5 μm	≥0. 5 μm	≥5 μm				
A 级	3520	20	3520	20	1	1	1	1
B 级	3520	29	352000	2900	10	5	5	5
C 级	352000	2900	3520000	29000	100	50	25	—
D 级	3520000	29000	不作规定	不作规定	200	100	50	—

生产区域环境参数应由管理生产工艺的技术人员，根据生产工艺的要求，在保证产品质量的前提下提出。洁净区与非洁净区之间、不同等级洁净区之间的压差应不低于 10 Pa，相同洁净度等级不同功能的操作间之间应保持适当的压差梯度，以防止污染和交叉污染。

口服液体和固体、腔道用药（含直肠用药）、表皮外用药品生产的暴露工序区域及其直接接触药品的包装材料最终处理的暴露工序区域，应参照无菌药品 D 级洁净区的要求设置，企业可根据产品的标准要求和特性需要采取适宜的微生物监控措施。无菌药品的生产操作，应在符合规定的相应级别的洁净区内进行（见表 1-2），未列出的操作可参照并在适当级别的洁净区内进行。

表 1-2　无菌药品生产操作的洁净度分区

洁净度级别		无菌药品的生产操作
最终灭菌产品生产操作示例	C 级背景下的局部	A 级高污染风险①的产品灌装（或灌封）。
	C 级	产品灌装（或灌封）；高污染风险②产品的配制和过滤；眼用制剂、无菌软膏剂、无菌混悬剂等的配制、灌装（或灌封）；直接接触药品的包装材料和器具最终清洗后的处理。
	D 级	轧盖；灌装前物料的准备；产品配制和过滤（指浓配或采用密闭系统的稀配）；直接接触药品的包装材料和器具的最终清洗。

续表

洁净度级别		无菌药品的生产操作
非最终灭菌产品的无菌生产示例	B级背景下的A级	处于未完全密封③状态下产品的操作和转运，如产品灌装（或灌封）、分装、压塞、轧盖④等；灌装前无法除菌过滤的药液或产品的配制；直接接触药品的包装材料、器具灭菌后的装配及处于未完全密封状态下的转运和存放；无菌原料药的粉碎、过筛、混合、分装。
	B级	处于未完全密封状态下的产品置于完全密封容器内的转运；直接接触药品的包装材料、器具灭菌后处于完全密封容器内的转运和存放。
	C级	灌装前可除菌过滤的药液或产品的配制；产品的过滤。
	D级	直接接触药品的包装材料、器具的最终清洗、装配或包装、灭菌。

注：① 此处的高污染风险是指产品容易长菌、灌装速度慢、灌装用容器为广口瓶、容器须暴露数秒后方可密封等状况。

② 此处的高污染风险是指产品容易长菌、配制后需等待较长时间方可灭菌或不在密闭容器中配制等状况。

③ 轧盖前产品视为处于未完全密封状态。

④ 轧盖也可在C级背景下的A级送风环境中操作。A级送风环境应至少符合A级区的静态要求。

三、制药用水

药品生产用水应适合其用途，应至少采用饮用水作为制药用水。饮用水应符合国家有关质量标准，纯化水、注射用水应符合《药典》的质量标准。

制药用水的主要用途见表1-3。

表1-3　制药用水的主要用途

制药用水	主要用途
饮用水	① 备纯化水的水源；② 中药材、中药饮片的清洗，口服、外用普通制剂所用药材的润湿、提取；③ 制药用具的粗洗。
纯化水	① 制备注射用水的水源；② 非无菌药品直接接触药品的设备、器具和包装材料最后一次洗涤用水；③ 注射剂、无菌药品瓶子的初洗；④ 非无菌药品的配置；⑤ 非无菌原料的精制；⑥ 中药注射剂、滴眼剂所用药材的提取溶剂。

续表

制药用水	主要用途
注射用水	① 无菌产品直接接触药品的包装材料的最后一次清洗用水；② 注射剂、无菌冲洗剂配料；③ 无菌原料的精制；④ 无菌原料药直接接触药品的包装材料的最后一次清洗用水；⑤ 制备灭菌注射用水（注射用无菌粉末的溶剂或注射液的稀释剂）。

四、药品生产辅助设施

药品生产的辅助设施包括人员净化用室和生活用室、设备清洗及其维护、运行的维修设施、离线检测的质检设施等。休息室的设置不应对生产区、仓储区和质量控制区造成不良影响。更衣室和盥洗室应方便人员出入，并与使用人数相适应。盥洗室不得与生产区和仓储区直接相通。维修车间应尽可能远离生产区。存放在洁净区内的维修用备件和工具，应放置在专门的房间或工具柜中。人员净化用室宜包括雨具存放室、换鞋室、存外衣室、盥洗室、换洁净工作服室、气闸室、空气吹淋室等。厕所、淋浴室、休息室等生活用室，可根据需要设置，其设置不得对洁净室（区）产生不良影响。根据不同的洁净度和工作人员数量，人员净化用室和生活用室的建筑面积应合理确定。人员净化用室和生活用室的布置应避免往复交叉，如图 1-1 所示。

工作服及其质量应与生产操作的要求及操作区的洁净度级别相适应，式样和穿着方式应能满足保护产品和人员的要求。GMP 规定的各洁净区着装要求如下：

D 级区：应遮盖头发、胡须等相关部位。应穿合适的工作服和鞋子或鞋套。应采取适当措施，以避免带入洁净区外的污染物。

C 级区：应遮盖头发、胡须等相关部位，戴口罩。应穿手腕处可收紧的连体服或衣裤分开的工作服，并穿适当的鞋或鞋套。工作服应不脱落纤维或微粒。

A/B 级区：应用头罩将头发、胡须等相关部位全部遮盖，头罩应塞进衣领内，应戴口罩以防散发飞沫，必要时戴防护目镜。应戴经灭菌且无颗粒物（如滑石粉）散发的橡胶或塑料手套，穿经灭菌或消毒的脚套，裤腿应塞进脚套内，袖口应塞进手套内。工作服应为灭菌的连体工作服，不脱落纤维或微粒，并能滞留身体散发的微粒。

个人外衣不得带入通向 B、C 级区的更衣室。每位员工每次进入 A、B 级区，都应更换无菌工作服；或至少每班更换一次，但须用监测结果证明这种方法的可行性。操作期间应经常消毒手套，并在必要时更换口罩和手套。

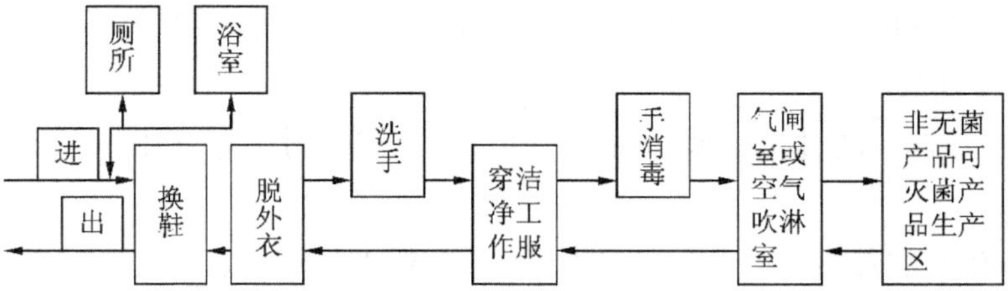

(a) 非无菌产品、可灭菌产品生产区人员净化程序

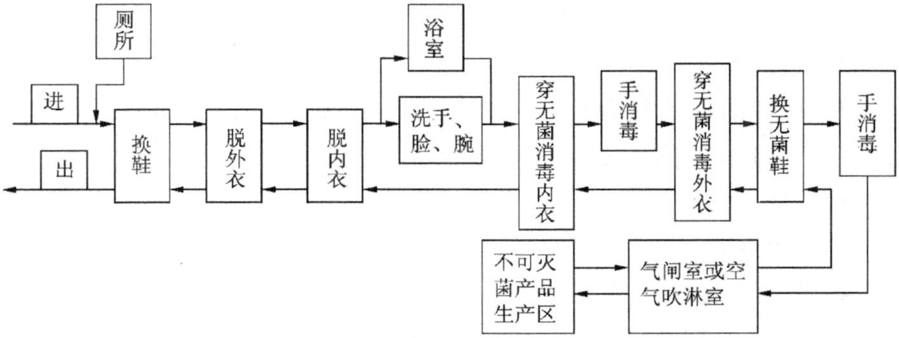

(b) 不可灭菌产品生产区人员净化程序

图 1-1　生产区人员净化程序

五、热原

1. 定义

热原系指能引起恒温动物体温异常升高的致热物质。热原是微生物的一种内毒素，是磷脂、脂多糖和蛋白质的复合物，存在于细菌的细胞膜与固体膜之间。脂多糖是内毒素的主要成分，具有很强的热原活性（脂多糖的化学组成因菌种不同而不同），因而可认为，热原 = 内毒素 = 脂多糖。大多数细菌都能产生热原，致热能力最强的是革兰阴性杆菌，霉菌甚至病毒也能产生热原。热原的相对分子质量一般为 1×10^6 左右。

注入人体的注射剂中含有热原量达 1 μg/kg 就可引起不良反应，发热反应通常在注入 1 h 后出现，可使人体产生发冷、寒战、发热、出汗、恶心、呕吐等症状，有时体温可升至 40 ℃以上，严重者甚至昏迷、虚脱，如不及时抢救，可危及生命。细菌性热原自身并不引起发热，而是由于热原进入体内后使体内多形性核白细胞及其他细胞释放一种内源性热原，作用于视丘下部体温调节中枢，可能引起 5-羟色胺的升高而导致发热。

2. 热原的性质

热原具耐热性、滤过性、水溶性、不挥发性、被吸附性等特性。

1）耐热性

热原在 60 ℃加热 1 h 不受影响，100 ℃加热也不降解，但在 250 ℃下 30 ～ 45 min、200 ℃下 60 min 或 180 ℃下 3 ～ 4 h 可使热原彻底破坏。在通常注射剂灭菌的条件下热原不易被破坏。

2）过滤性

热原体积小，直径为 1 ～ 5 nm，一般的滤器均可通过，即使用微孔滤膜，也不能截留，但可被活性炭吸附。

3）水溶性

热原能溶于水。

4）不挥发性

热原本身不挥发，但在蒸馏时，可随水蒸气中的雾滴带入蒸馏水，所以应该采取措施避免。

5）其他

热原能被强酸、强碱破坏，也能被强氧化剂破坏，超声波及某些表面活性剂也能使之失活。

3. 热原的主要污染途径

1）注射用水

易被空气或含尘空气中的微生物污染，是热原污染的主要途径。若蒸馏设备结构不合理，操作与接收容器不当，储藏时间过长，都易发生热原污染问题。故注射用水应新鲜使用，蒸馏器质量要好，环境应洁净。

2）原辅料

特别是用生物方法制造的药物和辅料易滋生微生物，如右旋糖苷、水解蛋白或抗生素等药物，葡萄糖、乳糖等辅料，在储藏过程中可能因包装损坏而易污染。

3）容器、用具、管道与设备等

如未按 GMP 要求认真清洗处理，则易导致热原污染。

4）制备过程与生产环境

制备过程中室内卫生差，操作时间过长，产品灭菌不及时或不合格，均增加细菌污染的概率，从而可能产生热原。

5）使用过程用污染

有时输液本身不含热原，而往往由于输液器具（输液瓶、乳胶管、针头、针筒等）污染而引起热原反应。配药室或临床科室配药过程中，由于环境、操作、用品、混入的其他药品等的污染也可能带入热原，因此尽量使用全套或一次性输液器，并在输液器出厂前对插管、导管、针头等进行灭菌。

4. 除去热原的方法

1）除去药液中热原的方法

（1）凝胶过滤法。热原的相对分子质量一般为 1×10^6 左右，采用二乙氨基乙基葡聚糖凝胶（分子筛）可除去部分热原。

（2）超滤法。一般用 3.0 ～ 15 nm 超滤膜除去热原。如超滤膜过滤 10% ～ 15% 的葡萄糖注射液可除去热原，Sulliven 等采用超滤法除去 β-内酰胺类抗生素中的内毒素等。

（3）吸附法。注射液常用优质针剂用活性炭处理，质量浓度为 0.5 ～ 5 g/L。此外，将 0.2% 活性炭与 0.2% 硅藻土合用于处理 20% 甘露醇注射液，除热原效果较好。

（4）离子交换法。国内有用 10% 的 301#弱碱性阴离子交换树脂与 8% 的 122#弱酸性阳离子交换树脂，成功地除去丙种胎盘球蛋白注射液中的热原。

2）除去器具上热原的方法

（1）高温法。凡能经受高温加热处理的容器与用具，如针头、针筒或其他玻璃器皿，在洗净后，250 ℃加热 30 min 以上，可除去热原。

（2）酸碱法。玻璃容器、用具可用重铬酸钾硫酸清洗液或稀氢氧化钠液处理来破坏热原。此外，热原也可以被强氧化剂破坏。

3）除去溶媒中热原的方法

（1）反渗透法。用反渗透法通过三醋酸纤维膜除去热原，这是近几年发展起来的新方法。

（2）蒸馏法。利用热原的不挥发性来制备注射用水，但热原又具有水溶性，所以蒸馏器要有隔沫装置，挡住雾滴的通过，避免热原进入蒸馏水中。

5. 热原的检查方法

热原的检查方法主要有家兔法和细菌内毒素检查法两种方法。由于家兔对热原的反应与人相似，因而家兔法为各国药典规定的检查热原的法定方法。

1）家兔法

《药典》现行版规定的热原检查法系将一定剂量的供试品静脉注入家兔体内，在规定时间内，观察家兔体温升高的情况，以判定供试品中所含热原的限度是否符合规定。检查结果的准确性和一致性取决于试验动物的状况、试验室条件和操作的规范性。

家兔法检测内毒素的灵敏度为0.001 μg/mL，试验结果接近人体真实情况，但操作烦琐费时，不能用于注射剂生产过程中的质量监控，且不适用于放射性药物、肿瘤抑制剂等细胞毒性药物制剂。

2）细菌内毒素检查法（鲎试剂法）

细菌内毒素检查法是利用鲎试剂来检测或量化由革兰阴性菌产生的细菌内毒素，以判断供试品中细菌内毒素的限量是否符合规定的一种方法。细菌内毒素的量用内毒素单位（EU）表示。鲎试剂法检查内毒素的灵敏度为0.0001 μg/mL，比家兔法灵敏10倍，操作简单易行，试验费用低，结果迅速可靠，适用于注射剂生产过程中的热原控制和家兔法不能检测的某些细胞毒性药物制剂，但其对革兰阴性菌以外的内毒素不灵敏，目前尚不能完全代替家兔法。

细菌内毒素检查主要有两种方法：凝胶法和光度测定法。凝胶法是利用鲎试剂与细菌内毒素产生凝集反应的原理来检测或半定量内毒素；光度测定法（包括浊度法和显色基质法），是分别利用鲎试剂与内毒素反应过程中的浊度变化及产生的凝固酶使特定底物释放出呈色团的多少来测定内毒素。

操作规程

进入洁净室（区）的更衣标准操作如下：

一、目的和要求

学习进入洁净室（区）的更衣标准操作程序，练习进入洁净区人员的统一操作并正确更衣，保障洁净室不受人员的污染。凡进入洁净室的人员，包括生产操作人员、维修人员及管理人员，均应对执行此操作程序负责，班组长及班组质管员负责监督检查，车间及质量管理部质管员负责抽查执行情况。

二、更衣操作程序

1. 放下自己的物品

（1）进入生产车间门口，在雨伞架上放下雨伞（如果有），把提包之类的个人物品放入自己的更衣柜内，脱去大衣等。

（2）在拖鞋架上取出自己的拖鞋，脱去外出鞋，穿上拖鞋，外出鞋放在鞋架规定位置上。

2. 进入更衣室

至更衣室，用手推开更衣室门，进入更衣室。

3. 换工作鞋

（1）坐在横凳上，面对门外，脱去拖鞋，弯腰，用手把拖鞋放入横凳下规定的鞋架内。

（2）坐着转身 180°，背对外门，弯腰在横凳下的鞋架内取出自己的工作鞋，在此操作期间注意不要让双脚着地；穿上工作鞋，趿上鞋跟。

4. 脱外衣

（1）走到自己的更衣柜前，用手打开更衣柜门。

（2）脱去外衣，挂在更衣柜内，随手关上柜门。

5. 洗手

（1）走到洗手池旁。

（2）用手肘弯推开水开关，伸出双手手掌至水池上方开关下方的位置，让水冲洗双手掌至腕上 5 cm。双手触摸清洁剂后，相互摩擦，使手心、手背及手腕上 5 cm 的皮肤均匀充满泡沫，摩擦约 10 s。

（3）伸双手入水池，让水冲洗双手，同时双手上下翻动相互摩擦，使清水冲至所有带泡沫的皮肤上，直至双手掌摩擦不感到滑腻为止。

（4）翻动双手掌，用眼检查双手是否已清洗干净。

（5）用手肘弯推关水开关。

（6）走到电热烘手机前，伸出手掌至烘手机下 8 ～ 10 cm 处，电热烘手机自动开启，上下翻动双手手掌，直到烘干为止。

常见的七步洗手法示意如图 1-2 所示，其中，每步至少揉搓 5 次，双手交替进行。

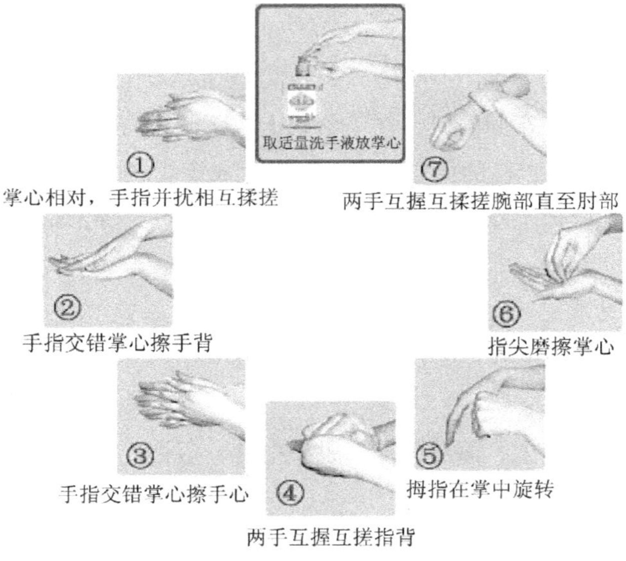

图 1-2　七步洗手法示意图

6. 穿洁净工作服

（1）用肘弯推开房门，走到洁净工作衣柜前，取出自己号码的洁净工作服袋。

（2）取出洁净工作衣，穿上，拉上拉链。

（3）取出洁净工作裤，穿上，拉正。

（4）走到镜子前，取出洁净工作帽，对着镜子戴帽，注意把头发全部塞入帽内。

（5）取出一次性口罩，带上。注意：口罩要罩住口、鼻；在头顶位置上结口罩带。

（6）对着镜子检查衣领是否已翻好，拉链是否已拉至喉部，帽和口罩是否已戴正。

7. 手消毒

（1）走到自动乙醇喷雾器前，伸出双手手掌至喷雾器下 10 cm 左右处。

（2）喷雾器自动开启，翻动双手手掌，使乙醇均匀喷在手掌上各处。

（3）缩回双手，乙醇喷雾器停止工作。

（4）挥动双手，让乙醇挥干。

8. 进入洁净室

用肘弯推开洁净室门，进入洁净室。

项目二　制药用水的制备

项目知识

制药用水主要是指制剂配制、使用时的溶剂、稀释剂及药品容器、制药器具的洗涤清洁用水。《药品生产质量管理规范》中明确规定的制药用水有饮用水、纯化水、注射用水、灭菌注射用水4种。在不同的灭菌与无菌制剂生产的环节，需要用不同洁净程度的水进行药液的配制与容器的清洗。

（1）饮用水，系指未经处理的自来水公司供应的自来水或者深井水，又称原水，其质量必须符合国家标准 GB 5749—85《生活饮用水卫生标准》。按《药典》现行版规定，饮用水不能直接用作制剂的制备或试验用水。饮用水可作为药材净制时的漂洗、制药用具的粗洗用水，也可作为药材的提取溶剂。

（2）纯化水，系指饮用水经适宜的方法（如蒸馏法、离子交换法、反渗透法等）制得的制药用水，不得添加任何附加剂。纯化水不得用于注射剂的配制与稀释，只可用作配制普通制剂的溶剂或试验用水、灭菌或非灭菌制剂所用药材的提取溶剂、非灭菌制剂用具的精洗溶剂。其制备工艺流程见图2-1。

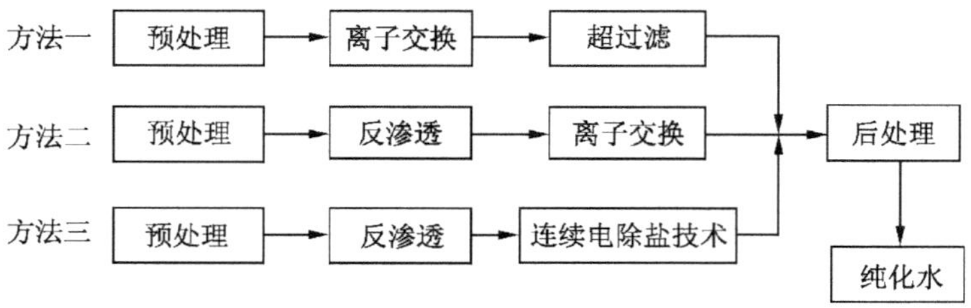

图2-1　纯化水的制备工艺流程

（3）注射用水，系指纯化水经蒸馏法或反渗透法所制得的水，必须符合细菌内毒素实验的要求。主要用于注射剂、输液、眼用制剂的配制及容器精洗，也可用于无菌原料药的精制。其制备工艺流程见图 2-2。

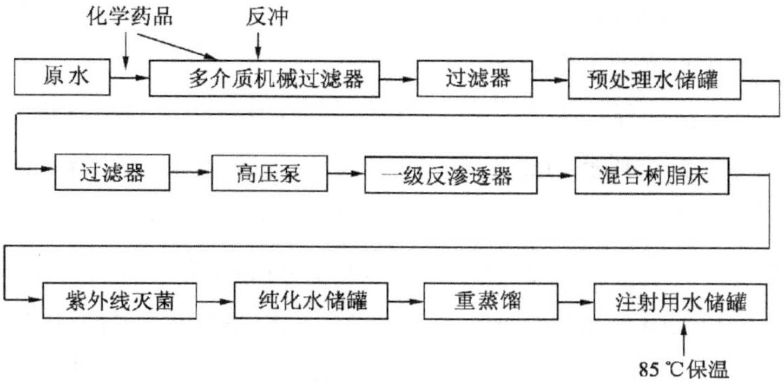

图 2-2 注射用水制备工艺流程

（4）灭菌注射用水，系指注射用水经灭菌所得的水，要求无菌、无热原。灭菌注射用水可直接用于临床，如注射用无菌粉末的溶剂、注射剂的稀释剂或伤口冲洗剂等。

纯化水、注射用水和无菌注射用水均应符合《药典》现行版的标准。

注射用水和纯化水的区别：① 在质量要求上：注射用水的质量要求更严格，除一般纯化水的检查项目，如氯化物、硫酸盐、钙盐、硝酸盐与亚硝酸盐、二氧化碳、易氧化物、不挥发物及重金属等均应符合规定外，还必须检查 pH 值、铵盐、细菌、内毒素，而且微生物限度比纯化水的严格；② 在应用上：纯化水可作为配制普通药物制剂用的溶剂或试验用水，不得用于注射剂的配制，注射用水可作为配制注射剂用的溶剂。

任务一 纯化水的制备

任务准备

一、纯化水的制备方法

纯化水的制备方法有离子交换法、电渗析法及反渗透法。

1. 离子交换法

该方法系指利用离子交换树脂除去绝大部分阴、阳离子的方法，对热原、细菌也有一定的清除作用。医药生产中，常用的离子交换树脂有阳、阴离子交换树脂两大类，如762型苯乙烯强酸性阳离子交换树脂、717型苯乙烯强碱性阴离子交换树脂。

离子交换法的原理如下：阳、阴离子交换树脂在水中是解离的，当原水通过阳离子交换树脂时，水中阳离子被树脂所吸附，树脂上的阳离子H^+被置换到水中，并和水中的阴离子组成相应的无机酸；含无机酸的水再通过树脂时，水中阴离子被树脂所吸附，树脂上的阴离子OH^-被置换到水中，并和水中的H^+结合成水。如此，原水不断地通过阳、阴树脂进行交换，得到纯化水。工艺流程如图2-3所示，一般采用阳床、阴床、混合床的组合形式，混合床为阴、阳树脂以一定比例混合组成。批量生产时，为减轻阴树脂的负担，常在阳床后加脱气塔，除去二氧化碳，使用一段时间后，需再生树脂或更换。

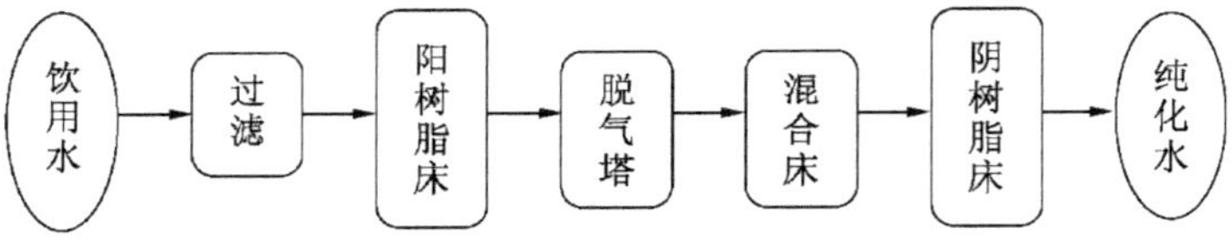

图2-3 离子交换法制备纯化水的工艺流程图

离子交换法具有设备简单、耗能小、成本低、水质化学纯度高的优点，能有效去除离子，但却无法有效地去除大部分的有机物或微生物。该方法制得的去离子水可能存在热原、乳光等问题，主要供蒸馏法制备注射用水使用，也可用于洗瓶。

2. 电渗析法

该方法广泛用于原水预处理，较离子交换法成本低。当原水含盐量高达3000 mg/L时，离子交换法不宜制纯化水，但可采用电渗析法处理。本方法原理如图2-4所示，阳离子交换膜装在阴极端，显示负电场；阴离子交换膜装在阳极端，显示正电场。在电场作用下，负离子向阳极迁移，正离子向阴极迁移，从而去除水中的电解质而得到纯化水。

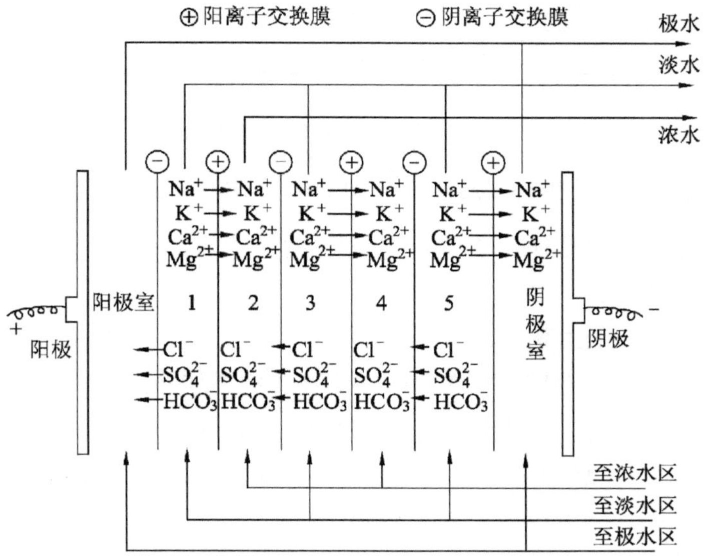

图 2-4　电渗析法工作原理示意图

3. 反渗透法

反渗透（RO）又称逆渗透，是一种以压力差为推动力，从溶液中分离出溶剂的膜分离操作。因为它与自然渗透的方向相反，故称反渗透。根据各种物料的不同渗透压，就可以使用大于渗透压的反渗透压力，即反渗透法，达到分离、提取、纯化水的目的。实践证明，一级反渗透装置能除去一价离子 90% ~ 95%，二价离子 98% ~ 99%，同时能除去微生物和病毒，但除去氯离子的能力达不到《药典》的要求。二级反渗透装置能较彻底地除去氯离子。有机物的去除率与其相对分子质量有关，相对分子质量大于 300 的化合物几乎全部除尽。热原的相对分子质量大多在 1000 以上，故可除去。

反渗透法是在 20 世纪 60 年代发展起来的新技术，国内目前主要用于原水处理，但若装置合理，也能达到注射用水的质量要求，《美国药典》（23 版）已收载该法为制备注射用水法定方法之一。该法制备注射用水的流程如图 2-5 所示，进入渗透器的原水可先用离子交换、过滤等方法处理。只要原水质量较好，此种装置便可较长期地使用，必要时定期进行消毒即可。

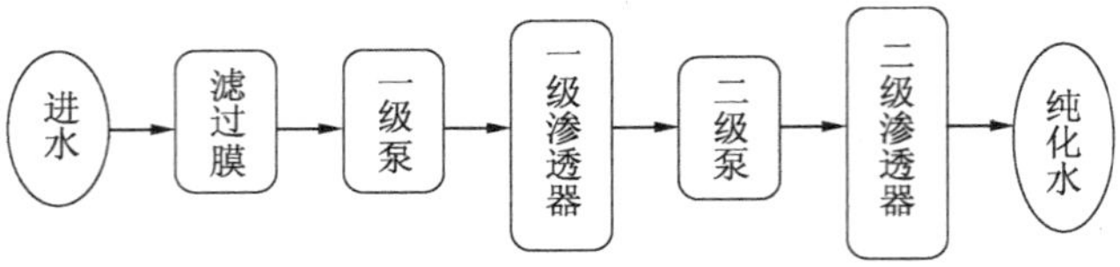

图 2-5　反渗透法制备纯化水的工艺流程

二、常用制水设备

1. 电渗析器

电渗析器一般由膜堆、电极、夹紧装置三大部件组成。其主要特点是除盐率比较任意（据需要可在 30% ～ 99% 的范围内选择），能量消耗低，对环境无污染，装置设计灵活、使用寿命长、操作维修方便，但制得的水比电阻较小，水纯度不高，故一般多用于原水的预处理，常与离子交换树脂法联合使用。

2. 离子交换树脂装置

离子交换树脂柱有阳床、阴床、混合床三种，离子交换树脂装置一般由阳床、脱气塔、阴床、混合床构成。此法的主要优点是所得水的化学纯度高、设备简单、能量所需低、成本低，但在去除热原方面，不如蒸馏法可靠，故一般供洗涤用或用作制备注射用水的水源。

3. 反渗透装置

反渗透装置（见图 2-6）主要有框板式、管式（管束式）、螺旋卷式及中空纤维式四种类型。此法的主要特点除了可以从水中除去有毒有机和无机污染外，还能保证完全消毒，完全能达到注射用水的质量要求，而且又比较经济，故《美国药典》（19 版）开始收载此法为制备注射用水的法定方法之一。

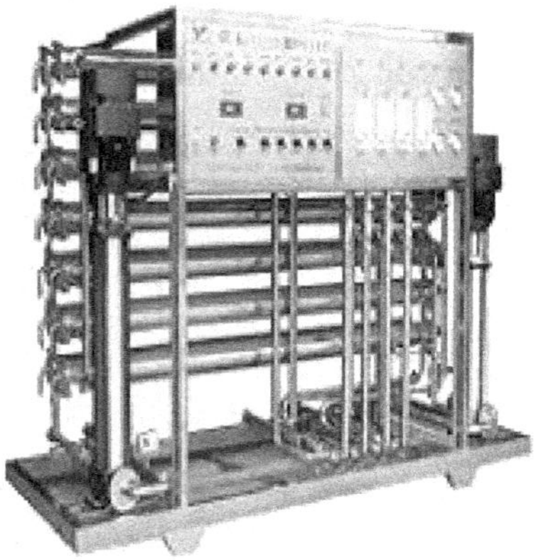

图 2-6　反渗透纯水设备

制备注射用水一般利用二级反渗透装置才能彻底地除尽原水中的杂质，使引出的纯化水符合注射用水的质量标准。反渗透技术是依靠大于渗透压的压力作用，通过膜的毛细管作用完成过滤过程；反渗透技术处理工艺由前处理工艺、膜组件连接工艺和后处理工艺三部分组成：① 前处理工艺又称预处理工艺，其目的是改善被处理水的质量，防止水中污染物对膜造成污染，延长膜的使用寿命，降低设备运行成本；② 膜组件连接方式常分为一级和二级连接，所谓一级连接是指经过一次加压进行膜分离，二级是指进料须经二次进行膜分离；③ 后处理工艺：膜透过水又称淡水，由于膜不可能百分之百地截留所有的无机物和有机物，因此透过水必然有一些离子和气体，如 Na^+，HCO_3^-，CO_2 等，如用于高纯度水还应进一步采用离子交换、脱气塔、紫外线、臭氧减菌等工艺作为透过水的后处理。反渗透纯水设备见图 2-6。

任务目标

（1）掌握纯化水制备的岗位操作法。

（2）掌握纯化水制备的工艺管理要点及质量控制点。

（3）掌握《0.5 t/h 一级反渗透纯水装置的标准操作规程》。

（4）掌握《0.5 t/h 一级反渗透纯水装置的清洁保养标准规程》。

任务卡

产品名称		生产批号		产品规格	
处方					
计划产量		起始日期			
签发人		执行人			

任务适用岗位及设备介绍

1. 任务适用岗位

注射用水、纯化水制备工。

2. 实训设备

0.5 t/h 一级反渗透纯水装置。

任务实施

批生产指令单

产品名称		产品规格		产品批号	
计划产量： 开始日期：			结束日期：		
要求：			处方：		
签发者：					

1. 纯化水制备岗位职责

（1）严格执行《纯化水制备岗位操作法》《0.5 t/h 一级反渗透纯水装置的标准操作规程》《0.5 t/h 一级反渗透纯水装置的清洁保养标准规程》。

（2）负责纯化水所用设备的安全使用及日常保养，防止发生安全事故。

（3）自觉遵守工艺纪律，保证纯化水生产达到规定要求，发现隐患及时上报。

（4）真实、及时填写各种记录，做到字迹清晰、内容真实、数据完整，不得任意涂改和撕毁。

（5）工作结束后及时按清场标准操作规程做好清场清洁工作，并认真填写相应记录。

（6）做到岗位生产状态标志、设备状态标志、清洁状态标志清晰明了。

2. 纯化水制备的岗位操作法

（1）生产前准备

① 检查清场合格标志，若清场不合格，需重新清场，并经质量保证（Quality Assurance，QA）人员检查合格并填写合格证后，才能进入本操作。

② 设备要有“合格”标牌、“已清洁”标牌。

③ 做好检查氯化物、铵盐、酸碱度的化验准备。

④ 按《制水设备消毒规程》对设备、容器、工具进行消毒。

⑤ 挂本次运行状态标志，进入操作。

（2）操作

① 预处理：

a. 按操作规程按时清洗多介质过滤器、活性炭过滤器。

b. 检查精密过滤器、保安过滤器。

② 反渗透装置运行：

a. 预处理系统各阀门处于运行状态。

b. 全自动开机：压力调节阀开45°，开淡水阀、浓水阀、电源开关；调压力阀和浓水阀，使流量达标（浓水排放应是产水量的35%～50%）。

c. 手动开机：压力调节阀开45°，开淡水阀、浓水阀、开电源；运行方式选手动。

③ 关机：依次关闭运行方式、增压泵、一级高压泵、二级高压泵、电源开关。

（3）清场

按《0.5 t/h一级反渗透纯水装置清洁操作规程》《制水车间清洁操作规程》对设备、房间、操作台面进行清洁消毒，经QA人员检验和合格，发清场合格证。

（4）记录

如实填写此生产操作记录，见表2-1、表2-2、表2-3。

表 2-1 纯化水制备操作记录

操作步骤	记录	操作人	复核人
1. 检查房间上次生产清场记录	已检查，符合要求□		
2. 检查房间中有无上次生产的遗留物，有无与本批产品无关的物品、文件	已检查，符合要求□		
3. 检查设备、管道是否处于完好状态	已检查，符合要求□		
4. 对多介质过滤器、活性炭过滤器每7天进行一次清洗	未到时间间隔，不用清洗□ 到时间间隔，已清洗□		
5. 检查精密过滤器、保安过滤器的压力，压力下降大于0.1 MPa需更换	已检查，符合要求□ 已更换精密过滤器□ 已更换保安过滤器□		
6. 检查预处理系统各阀门处于运行状态	已检查，符合要求□		
7. 按操作规程开机	已按操作规程操作□		
8. 操作结束，按操作顺序关机	按顺序关机□		
9. 填储罐标签，注明生产日期、操作人、罐号	已进行□		
10. 生产结束后进行清场工作，并填写清场记录	已清场，并填好清场记录□		
11. 关闭水、电、气	水、电、气已关闭□		
备注：			

表 2-2　反渗透运行记录

设备号：　　　　#							
日期：		时间：					
入口水	温度/℃						
	压力/MPa						
	流量/(t·h^{-1})						
	电导率/(μs·cm^{-1})						
浓缩水	压力/MPa						
	流量/(t·h^{-1})						
渗透水	压力/MPa						
	流量/(t·h^{-1})						
	电导率/(μs·cm^{-1})						
回收率/%							
脱盐率/%							
操作人：		检查人：					
备注：							

表 2-3　制药工艺用水的清场记录

清场日期	清场项目	检查情况		清场人	复核人	检查意见
		已清	未清			
	生产设备外壁是否擦拭干净					
	地面、门窗、内墙是否擦拭干净					
	工具、器具、容具是否清洗干净					
	废物储器是否清除并清洗干净					
备注：						

3. 生产工艺管理要点

（1）多介质过滤器、活性炭过滤器每 7 天清洗一次；过滤器压降大于 0.1 MPa 时要更换。

（2）游离氯经活性炭过滤器后，不得超过 0.1 mg/L，以避免对反渗透膜造成损坏。

4. 质量控制关键点

（1）按时清洗过滤系统，保证系统正常运转。

（2）饮用水各项指标应符合国家标准。过滤后：$SDI_{15}<4$；浊度 < 0.2；铁含量 <0.1 mg/L；氯含量 <0.1 mg/L。

（3）反渗透淡水：电导率 <2.0 μs/cm；脱盐率 >85%。

（4）混合树脂水：电导率 <20 μs/cm。

（5）纯化水的储存时间不得超过 24 h。

（6）电阻率应每 2 h 检查一次，其他项目应每周检查一次。

（7）定期对系统进行在线消毒。

5. 常见故障及排除方法

RO 系统常见故障及排除方法见表 2-4。

表 2-4　RO 系统常见故障及排除方法

故障现象	发生原因	排除方法
开关打开后，设备不启动	1. 电器线路故障，如保险损坏、电线脱落 2. 热保护元件保护后为复位 3. 原水缺水或纯化水罐满	1. 检查保险、各处接线 2. 热保护元件复位 3. 检查水路，确保供水压力；检查水位；检查液位开关或更换
设备启动后，一级泵未打开	1. 原水缺水和中间水箱水满 2. 低压开关损坏或调节不当 3. 热保护元件保护未复位 4. 电器线路故障；电线脱落或接触器损坏 5. 液位开关损坏	1. 检查水位 2. 更换低压开关或调整位置 3. 热保护元件复位 4. 检查线路、接触器 5. 更换液位开关
产量下降	1. 膜污染、结垢 2. 水温变化	1. 按技术要求进行化学清洗 2. 按实际水温重新计算产量

续表

故障现象	发生原因	排除方法
泵运转，但达不到额定压力和流量	1. 泵反转 2. 保安过滤器滤芯脏 3. 泵内有空气 4. 冲洗电磁阀打开 5. 阀门调整不当，浓水阀打开太大	1. 重新接线 2. 清洗或更换滤芯 3. 排除泵内空气 4. 待冲洗完毕后调整压力 5. 重新调整阀门
系统压力升高时，泵噪音大	1. 原水流量不够 2. 原水水流不稳，有涡流	1. 检查原水泵和管路 2. 检查原水泵和管路，检查管路是否有泄漏
冲洗后电磁阀未关闭	1. 电磁阀控制元件和线路故障 2. 电磁阀机械故障	1. 检查或更换元件和线路 2. 拆卸电磁阀，修复或更换
欠压停机	1. 原水供应不足 2. 保安过滤器滤芯堵塞 3. 压力调节不当，自动冲洗时造成欠压	1. 检查原水泵和管路 2. 清洗、更换滤芯 3. 调整系统压力到最佳状态，使滤后压力维持在 20 psi（约 138 kPa）以上
浓水压力达不到额定压力	1. 管道泄漏 2. 冲洗电磁阀未全部关闭	1. 检查、修复管路 2. 检查、更换冲洗电磁阀
压力足够，但压力显示不到位	1. 压力软管内异物堵塞 2. 软管内有空气 3. 压力表故障	1. 检查、修复管路 2. 排除空气 3. 更换压力表
水质电导变差	膜污染、堵塞	按技术要求进行化学清洗

6. *质量判断*

纯化水水质检测项目：pH 值、重金属、易氧化物、不挥发物、硝酸盐和亚硝酸盐、电导率、总有机碳等，各标准的具体内容见表 2-5。

表 2-5　2015 年版药典纯化水、注射用水标准

检验项目	纯化水	注射用水
pH 值	符合规定	5.0 ~ 7.0
易氧化物	符合规定	
不挥发物	1 mg / 100 mL	1 mg / 100mL

续表

检验项目	纯化水	注射用水
电导率	符合规定，不同温度有不同的规定值，例如 <5.1 μs/cm（25 ℃）	符合规定，不同温度有不同的规定值，例如 <1.3 μs/cm（25 ℃）
氨	<0.00003%	<0.00002%
总有机碳	<0.5 mg/L	<0.5 mg/L
重金属	<0.00001%	<0.00003%
硝酸盐	<0.000006%	<0.000006%
亚硝酸盐	<0.000002%	<0.000002%
微生物限度	100 个/mL	10 个/100 mL
细菌内毒素		<0.25 EU/mL

7. 审核生产记录

纯化水制备操作过程中的记录包括批生产记录、批检验记录、清场记录。可以从以下几个方面进行记录的审核：

（1）看记录填写的及时性、字迹清晰程度、内容真实性、数据完整性。

（2）看记录上有无操作人及审核人签名。

（3）看记录的整洁程度、有无撕毁和任意涂改。若有更改，看更改处有无签名、原数据是否可辨认。

任务考核

考核内容	技能要求	分值/分
生产前准备	1. 检查核实清场情况，检查清场合格证 2. 按操作规程检查设备、管路、循环管路情况，调节仪表 3. 对计量容器、衡器进行检查核准 4. 做好氯化物、铵盐、酸碱度的化验准备 5. 挂本次运行状态标志	20
生产操作	1. 按顺序开启蒸汽管排水阀门，蒸馏水机进汽阀门，蒸馏水机排汽阀门，纯化水、冷却水、压缩器阀门 2. 正确控制通加热蒸汽预热的时间 3. 接通电源、打开电锁，按下“启动”按钮 4. 按下“质量”按钮，进行电导率的测定 5. 按正确顺序关闭机器及阀门	40

续表

考核内容	技能要求	分值/分
质量控制	符合《药典》注射用水的质量要求	10
记录	岗位操作填写准确完整	10
生产结束清场	1. 作业场地情节 2. 工具和容器清洁 3. 生产设备的清洁 4. 清场记录	10
实操问答	正确回答考核人员的提问	10

思考题

（1）活性炭过滤器的主要作用是什么？

（2）如何判断反渗透膜需要清洗？

（3）纯化水电导率应在什么范围内？

（4）反渗透系统清洗结束后，完全开启淡水阀，再关闭清洗泵的目的是什么？

（5）当反渗透系统停机超过 48 h 时，应注意哪些问题？

（6）一般多久更换一次反渗透系统的保护液？什么情况下需要提前更换保护液？

（7）什么时候需清洗反渗透系统？

（8）纯化水的储存时间一般为多久？

操作规程

一、0.5 t/h 一级反渗透纯水装置的标准操作规程

1. 预处理

（1）多介质过滤器每 7 天进行一次。

① 反洗：开启阀门 3（反冲阀）、4（反排污阀）、1（总进水阀），其余阀门关闭。进原水，反洗 5 ～ 15 min。

② 正洗：开启阀门 1（总进水阀）、2（顺冲阀）、5（顺冲阀），其余阀门关闭。进原水，正洗 5 ～ 10 min。

③ 运行：开启1（总进水阀）、2（顺冲阀）、6（出水阀到活性炭装置）阀门，其余阀门关闭。进水。

（2）活性炭过滤器每7天进行一次。

重复上述①②③的操作。

（3）精密过滤器：压降大于0.1 MPa时更换。

（4）保安过滤器：压降大于0.1 MPa时更换。

2. 反渗透装置运行

（1）预处理系统各阀门处于运行状态。

（2）全自动开机：

① 压力调节阀开45°，开淡水阀、浓水阀、电源开关；

② 调压力阀和浓水阀，使流量达标（浓水排放应是产水量的35%～50%）。

（3）手动开机：压力调节阀开45°，开淡水阀、浓水阀、开电源；运行方式选手动。

3. 关机

依次关闭：运行方式、增压泵、一级高压泵、二级高压泵、电源开关。

二、0.5 t/h一级反渗透纯水装置的清洁标准操作规程

1. 需要清洗膜元件的情况

（1）标准化产水量降低10%以上。

（2）标准化透盐滤增加5%以上。

（3）进水和浓水之间的标准化压差上升了15%。

2. 清洁标准操作规程

（1）用清水泵将干净、无游离氯的反渗透产品水从清洗桶（或相应水源）打入压力容器中，并排放几分钟。

（2）用干净的产品水在清洗箱中配制清洗液。

（3）开清洗进水阀、浓水阀，关压力调节阀、清洗回流阀，开清洗泵。

（4）检查出水，待出水颜色由浑浊变澄清后，开清洗回流阀，关浓水阀。

（5）将清洗液在压力容器中循环 1 h 或预先设定的时间，对于 8 英寸（约 0.2 m）或 8.5 英寸（约 0.22 m）压力容器，流速为 35 ~ 40 gal/min（133 ~ 151 L/min）；对于 6 英寸（约 0.15 m）压力容器，流速为 15 ~ 20 gal/min（57 ~ 76 L/min）；对于 4 英寸（约 0.10 m）压力容器，流速为 9 ~ 10 gal/min（34 ~ 38 L/min）。

（6）清洗时间到后，完全开启淡水阀（若淡水阀关闭的话），再关闭清洗泵（注：此顺序非常重要，否则膜被反压损坏且无法恢复）。

（7）清洗完成以后，排空清洗箱并冲洗干净，然后注满干净的产品水以备下一步冲洗。

（8）用泵将干净、无游离氯的产品水从清洗桶（或相应水源）打入压力容器中，并排放不少于 20 min。

（9）在冲洗反渗透系统后，在产品水排放阀打开状态下进行反渗透运行，直到产品水清洁、无泡沫或无清洗剂（通常需 15 ~ 30 min）。

（10）若停机清洗，则需用 pH = 11 的碱液清洗 2 h，然后杀菌并进行短时酸洗。如果水处理厂操作时原水没有结垢和金属氧化物成分，可以不用酸洗。最后在保护液中进行保存。

注：① 应避免在清洗液中使用阳离子表面活性剂，如使用可能造成膜元件不可逆转的污染；② 反渗透膜保护液及抗菌液的泵入参考“清洗标准操作”。

三、0.5 t/h 一级反渗透纯水装置的维护保养标准规程

一般地，反渗透（RO）系统为连续操作模式。而实际 RO 系统将会以一定的频度启动，当 RO 系统停机时，必须注意以下事项：

（1）必须用反渗透产品水或高质量的进水冲洗整个系统，以便从膜组件内置换掉高含盐量的浓水，直至浓水的电导率和进水电导率一致。冲洗要在低压下进行（大约 3 bar 或 40 psi）。就冲洗效果而言，高流量更有效。但单元件压降不应超过 1.0 bar（15 psi），含多元件的单支外壳压降不得超过 3.5 bar。

（2）用于冲洗的水源不应含有用于预处理部分的化学试剂，故在冲洗系统前，应停止所有化学药品计量加药泵。

（3）冲洗完成后，应完全关闭进水阀，如果进入排放口的浓水管路低

于压力容器的高度，应在高于最高压力容器的浓水管路上设置空气破坏口，否则压力容器将会因虹吸作用而被排空。

（4）当系统停机48 h以上时，应注意：

① 元件不能失水干涸，元件再次干涸将出现通量不可逆损失。

② 适当保护系统以防止微生物的产生，或每隔24 h冲洗一次。

③ 当条件允许时，应防止系统置于极端温度条件下（温度不得高于45 ℃，但必须处于不结冰状态）。

（5）RO停机24 h，无须增加防止微生物的污染的措施；如果停机超过48 h，且无法用原水每隔24 h清洗一次，必须用化学药品保护液（1.0%～1.5%的亚硫酸氢钠溶液）保存。

使用保护液保存时，需按以下步骤进行：

① 排放压力容器内的空气，将元件全部浸泡在1.0%～1.5%的亚硫酸氢钠溶液保护液中；应采用溢流技术：以循环完成后残留在系统内空气最少的方式为目标循环亚硫酸氢钠。为保证系统内的空气最少，应使充满保护溶液的最高压力容器开口处产生溢流。

② 关闭所有阀门使保护液隔绝空气，避免空气氧化亚硫酸氢钠。

③ 每周检查一次pH值，当pH≤3时，应更换保护液。至少每月更换一次保护液。

（6）使用过的RO系统，应在保存前进行一次化学清洗。

四、安全操作注意事项

（1）当使用任何化学药品时，必须遵循获得认可的安全操作。

（2）准备洗涤液时，应确保在循环进入元件前，所有的化学药品得到很好的溶解和混合。

（3）清洗后，建议采用高品质的不含游离氯的水对系统元件进行冲洗（最低温度20 ℃），推荐用反渗透产品水。在恢复到正常压力和流量前，必须注意要在低流量和压力下冲洗大量的清洗液。

（4）清洗后，产水必须排放10 min以上或直至清洗机开机启动运行后产水清澈为止。

任务二 注射用水的制备

任务准备

一、注射用水的制备方法

注射用水的制备主要有蒸馏法、反渗透法、综合法。

1. 蒸馏法

蒸馏法是制备注射用水最有效的方法，《药典》要求供蒸馏法制备注射用水的水源应为纯化水，原水需经过滤、除离子等过程纯化后方可使用。该法的原理是利用热交换管中的高压蒸汽在热交换中，作为蒸发进料原水的能源，而本身同时冷凝成一次蒸馏水，将此一次蒸馏水导入蒸发锅中作为进料原水，然后又被热交换管中的高压蒸汽加热汽化再冷凝成二次蒸馏水。因此，实际所得水为二次蒸馏水。

生产上制备注射用水的设备主要有塔式蒸馏水器、气压式蒸馏水器、多效蒸馏水器等。塔式蒸馏水器因耗能多、效率低、出水质量不稳定，现已停止生产。气压式蒸馏水器是利用离心泵将蒸汽加压，以提高蒸汽的利用率，且无须冷却水，但能耗大，目前较少使用。多效蒸馏水器有耗能低、产量高、质量优等特点，因而被广泛采用。

多效蒸馏水器可视为将多个单效蒸馏水器（由圆柱形蒸馏塔、冷凝器及一些控制元件组成蒸发锅与冷凝器）相互串联，目的是提高生产能力，充分利用热能。多效蒸馏水器的性能取决于加热蒸汽的压力和级数，压力越大，则产量越高，效数越多，热利用率越高。以三效蒸馏水器（见图 2-7）为例，去离子水先进入冷凝器预热后再进入各节蒸发器内，第一节蒸发器内去离子水经高压蒸汽加热（130 ℃）而蒸发，蒸汽经隔沫装置进入第二节蒸发器内的加热室作为热源加热塔内蒸馏水，塔内的蒸馏水经过加热产生的蒸汽再进入第三节蒸发器作为第三节蒸发器的加热蒸汽加热塔内蒸馏水产生水。第一节蒸发器、第二节蒸发器的加热蒸汽冷凝和第三节蒸发器内的蒸汽冷凝后汇集于蒸馏水收集器而成为蒸馏水。效数更多的蒸馏水器的原理与此相同。

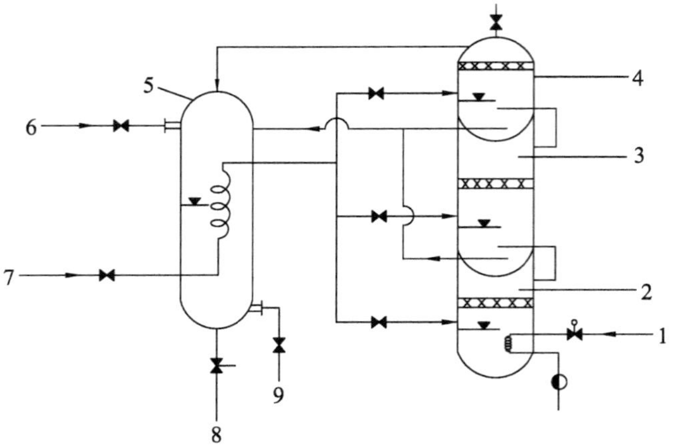

1—蒸汽；2—第一节蒸发器；3—第二节蒸发器；4—第三节蒸发器；
5—冷凝器；6—冷却水进口；7—预滤无盐水；8—蒸馏水出口；9—冷却水出口

图 2-7　三效蒸馏水器生产示意图

2. 反渗透法

一般一级反渗透装置能除去一价离子 90% ~ 95%、二价离子 98% ~ 99%，但除氯离子效果较差，需要至少二级反渗透系统才可。《药典》没有收载该法，但《美国药典》已收载本法为制备注射用水的法定方法。

3. 综合法

综合法系指将前述几种水处理技术按照需要进行组合。组合的方式主要根据原水质量、设备特点、厂房环境和工艺要求来确定。该法制备注射用水效率高、质量佳，是目前国内最常用的注射用水制备方法。

二、常用制水设备

注射用水设备也称为蒸馏水机，常用的蒸馏水机有塔式蒸馏水机、气压式蒸馏水机和多效蒸馏水机等。

1. 塔式蒸馏水机

塔式蒸馏水机的主要特点是产量大、所得水的质量较好，但要消耗大量的能量和冷却水，且体积大，拆洗和维修较困难，故在国外已趋淘汰，而国内许多药厂或医院药房仍在使用。

2. 气压式蒸馏水机

气压式蒸馏水机的主要特点是自动化程度较高；蒸发室内蒸汽压

高，蒸汽与冷凝管内温差大，有利于清除热原，同时机内增设除雾器，可使蒸汽再次净化；气压式出水温度约为 30 ℃，需附设加热设备使水温达80 ℃，防止热原污染；不需冷却水；但其缺点是有传动和易磨损部件，维修量大，而且调节系统复杂，启动较慢（约 45 min），有噪音，占地大。

3. 多效蒸馏水机

多效蒸馏水机（见图 2-8）是由多个蒸馏水器串联（有垂直和水平串联两种）而成，通过多效蒸发、冷凝的办法分段截留去除各种杂质，可制得高质量的蒸馏水，热量得到充分利用，大大节省蒸汽和冷凝水，是一种经济适用的方法。

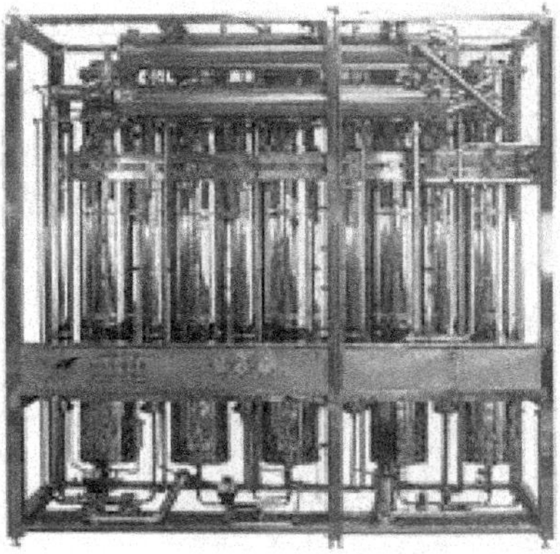

图 2-8　D 系列多效蒸馏水机

三、注射用水的收集与保存

注射用水的初馏液应弃去，经检验合格后方可收集。收集采用带有无菌滤过装置的密闭系统，并采用 80 ℃以上保温循环的方式储存或在 4 ℃以下存放。

注射用水的储罐和输送管道所用的材料应无毒、耐腐蚀。储罐通气口必须安装不脱落纤维的疏水性过滤器。因储存和输送注射用水的系统容易滋生细菌等微生物，所以要在系统中设置在线清洗和灭菌设施。目前，臭氧灭菌是连续除去细菌和病毒的最有效方式之一。

任务目标

（1）掌握注射用水制备的岗位操作法。

（2）掌握注射用水制备的工艺管理要点及质量控制点。

（3）掌握《LDZ 列管式多效蒸馏水机的标准操作规程》。

（4）掌握《LDZ 列管式多效蒸馏水机的清洁保养标准操作规程》。

任务卡

产品名称		生产批号		产品规格	
处方					
计划产量			起始日期		
签发人			执行人		

任务适用岗位及设备介绍

1. 任务适用岗位

注射用水、纯化水制备工。

2. 实训设备

LDZ 列管式多效蒸馏水机。

任务实施

批生产指令单

产品名称		产品规格		产品批号	
计划产量：					
开始日期：			结束日期：		
要求：			处方：		
签发者：					

1. 注射用水制备岗位职责

（1）严格执行《注射用水制备岗位操作法》《LDZ 列管式多效蒸馏水机标准操作规程》《LDZ 列管式多效蒸馏水机清洁保养标准操作规程》。

（2）负责注射用水所用设备的安全使用及日常保养，防止发生安全事故。

（3）自觉遵守工艺纪律，保证注射用水生产达到规定要求，发现隐患及时上报。

（4）真实、及时填写各种生产记录，做到字迹清晰、内容真实、数据完整，不得任意涂改和撕毁。

（5）工作结束，及时按清场标准操作规程做好清场清洁工作，并认真填写相应记录，做到岗位生产状态标志、设备状态标志、清洁状态标志清晰明了。

2. 注射用水制备岗位操作法

（1）生产前准备

① 检查是否有清场合格标志，且在有效期内，若清场不合格，需重新进行清场，并经 QA 人员检查合格，填写合格证后，才能进入下一步操作。

② 检查设备、管路是否处于完好状态，设备是否有“合格”标牌、“已清洁”标牌，且在有效期内。

③ 做好检查氯化物、铵盐、酸碱度的化验准备。

④ 按《制水设备消毒规程》对设备、所需容器、工具进行消毒。

⑤ 挂本次运行状态标志，进入操作。

（2）生产操作

按《LDZ 列管式多效蒸馏水机标准操作规程》进行生产。

（3）生产结束

① 按《LDZ 列管式多效蒸馏水机标准操作规程》关闭设备。

② 在储罐上贴标签，注明生产日期、操作人、罐号。

③ 按《LDZ 列管式多效蒸馏水机的清洁保养标准规程》《制水车间清洁操作规程》对设备、房间、操作台面进行清洁消毒，经 QA 人员检验合格后，发清场合格证，并填写清场记录表。

（4）记录

如实填写各生产操作记录，见表 2-6。

表 2-6　制备注射用水操作记录

操作步骤	记录	操作人	复核人
1. 检查房间上次生产清场记录	已检查，符合要求□		
2. 检查房间中有无上次生产的遗留物，有无与本批产品无关的物品、文件	已检查，符合要求□		
3. 检查设备、管道是否处于完好状态	已检查，符合要求□		

续表

操作步骤	记录	操作人	复核人
4. 检查循环系统情况	蒸汽压力：　MPa 冷却水压力：　MPa 压缩空气压力：　MPa		
5. 按操作规程调节仪表	已调节，符合要求□		
6. 按操作规程开启设备	已正常开启，符合要求□		
7. 按“质量”按钮，观察注射用水的质量是否合格	已观察，注射用水合格□		
8. 操作完毕，按操作顺序停机	已停机□		
9. 填储罐标签，注明生产日期、操作人、罐号	已进行□		
10. 生产结束后进行清场工作，并填写清场记录	已清场，填好了清场记录□		
11. 关闭水、电、气	水、电、气已关闭□		
备注：			

3. 生产工艺管理要点

（1）操作设备必须严格执行标准操作规程。

（2）压力泵不得无水空转。

（3）无菌滤膜使用时应注意膜元件浸润后应始终保持润湿；冲洗系统前，应停止所有化学药品计量加药泵；冲洗完成后，应完全关闭进水阀；在系统停机期间，必须用化学药品保存液保存；要避免产品水侧产生背压。

（4）抽样检查时盛放样品的容器必须保证无菌，在抽样时打开使用；抽样时阀门开启一定的时间（5 min）后再取样；抽样后样品要无菌保存，不得被污染，以免影响结果的真实性；抽样后，抽样阀内余水要排空。

4. 质量控制关键点

（1）按时清洗系统各部件，保证系统正常运转。

（2）生产中 pH 值、氯化物、铵盐应每 2 h 检查一次，其他项目应每周检查一次。

（3）注射用水必须 80 ℃以上保温储存或 65 ℃以上循环储存。

（4）注射用水的储存时间不得超过 12 h。

（5）定期对系统进行在线消毒。

5. 生产中常见问题及排除方法

LDZ 列管式多效蒸馏水机常见故障发生原因及排除方法见表 2-7。

表 2-7 LDZ 列管式多效蒸馏水机常见故障发生原因及排除方法

故障现象	发生原因	排除方法
开机气堵	进料水管泵或冷却水泵的外部管路没有符合技术要求，造成出水管路内含的空气无处排放	拧松进水管路连接件或打开旁路阀门排出所有气体
未达到给定生产能力	1. 供给的加热蒸汽质量不符合要求，即有可能蒸汽中含有过多的空气和冷凝水 2. 出口背压过高，疏水器排泄不畅 3. 进料水流量压力与加热蒸汽压力不相适应 4. 蒸馏水机蒸发面可能积有污垢	1. 将加热蒸汽的进口管路和输汽管路适当保温，以改善供气质量 2. 排除疏水器出口处的背压因素 3. 参照本机输入管路技术要求及工况点控制表重新调整进料流量与初级蒸汽压力 4. 按照产品说明书的技术要求清洗
蒸馏水温度过低，电导率大于 1 μs/cm	1. 冷却水管路内因压力变动造成冷却水流量变化 2. 进料水不符合要求	1. 通过冷却水调节阀降低冷却水流量；冷却水泵旁路阀稳定进水压力 2. 对水的预处理设备，酌情予以修理和再生，以改善原料水条件
操作中断	1. 开机时，当冷水高速进入蒸馏水机，蒸汽消耗太高，通过来自压力开关（PC211）的脉冲信号，中断蒸馏 2. 进料水压力不足 3. 冷凝器温度波动（甚至低于 85 ℃） 4. 水的预处理设备处于再生，供水的交替期间使进料水的水质波动	1. 属初始状态，待机 1 ～ 2 min 就会恢复操作平衡，无须调节 2. 按接管技术重新调整进料水压力 3. 检查蒸馏水机质量控制系统各元件的工作状态是否正常

6. 质量判断

水质检测项目有 pH 值、电导率、总有机碳、重金属、易氧化物、不挥发物、硝酸盐和亚硝酸盐、内毒素含量等。

新系统在投入使用前，整个水质监测分为三个周期，每个周期约7天。对产水口、总送水口、总回水口及各使用点应每天取样。如有不合格的项目，应重新取样化验。

7. 审核生产记录

注射用水制备操作过程中的记录包括批生产记录、批检验记录、清场记录。可以从以下几个方面进行记录的审核：

（1）记录填写的及时性、字迹清晰程度、内容真实性、数据完整性。

（2）记录上有无操作人及审核人签名。

（3）记录的整洁程度、有无撕毁和任意涂改。若有更改，看更改处有无签名、原数据是否可辨认。

任务考核

考核内容	技能要求	分值/分
生产前准备	1. 检查核实清场情况，检查清场合格证 2. 按操作规程检查设备、管路、循环管路情况，调节仪表 3. 对计量容器、衡器进行检查核准 4. 做好氯化物、铵盐、酸碱度的化验准备 5. 挂本次运行状态标志	20
生产操作	1. 按顺序开启蒸汽管排水阀门，蒸馏水机进汽阀门，蒸馏水机排汽阀门，纯化水、冷却水、压缩器阀门 2. 正确控制加热蒸汽预热的时间 3. 接通电源、打开电锁，按下“启动”按钮 4. 按下“质量”按钮，进行电导率的测定 5. 按正确顺序关闭机器及阀门	40
质量控制	符合《药典》注射用水的质量要求	10
记录	岗位操作填写准确完整	10
生产结束清场	1. 作业场地清洁 2. 工具和容器清洁 3. 生产设备的清洁 4. 清场记录	10
实操问答	正确回答考核人员的提问	10

思考题

（1）注射用水制备系统进行消毒的周期是怎样确定的？

（2）注射用水制备系统需进行在线消毒的目的是什么？

（3）注射用水需在什么条件下储存？储存时间一般为多久？

（4）LDZ 列管式多效蒸馏水机的蒸发器、预热器、冷凝器内的水垢一般多久清洗一次？其清洗步骤是怎样的？

（5）蒸馏水机一般有隔沫装置，有何作用？

操作规程

一、LDZ 列管式多效蒸馏水机操作规程

1. 生产前准备工作

（1）检查设备、管路是否处于完好状态。

（2）检查循环系统情况：蒸汽压力 0.15 ~ 0.3 MPa，冷却水压力 0.3 ~ 0.5 MPa，压缩空气压力 0.3 ~ 0.5 MPa。

（3）调节仪表状态：①“纯汽”按钮应在返回位置（无锁）；②“纯汽”按钮应在自锁位置；③“废弃”按钮应在返回位置（无锁）；④其他按钮应在返回位置（无锁）；⑤温度调节仪在 70 ~ 98 ℃；⑥六挡油浸开关任意一挡处于锁定位置。

2. 生产操作

（1）开启蒸汽管排水节门，排放管路冷凝水，直至有蒸汽排出。

（2）开启蒸馏水机进汽阀门，再开排汽阀门，待排汽阀门没有冷凝水排出，只排蒸汽时，关小排汽阀门，打开 1、2、3 效下面的针型阀排水，有蒸汽排出时，关闭针型阀。

（3）通加热蒸汽预热 15 min。

（4）开启纯化水、冷却水、压缩气阀门。

（5）接通电源，打开电锁，此时“蒸汽”“压缩气”“储罐”“停止”灯亮。

（6）按下“启动”按钮，纯化水给水泵运转，根据蒸汽压力大小，

参照设备“各工况点参数”进行纯化水流量的调节。

（7）按下“质量”按钮，如果注射用水电导率合格（小于 1 μs/cm），“废弃”按钮亮，注射用水从合格口流出，否则从不合格口排出。

注：蒸馏水机启动后的 8 ~ 10 min 内：① 若“蒸汽”或“压缩”压力低于设定值，讯响器报警，主机不停机；此段时间后，主机停机，待“蒸汽”“压缩”压力达到设定值时，主机自动恢复运行。② 此时间段注射用水出口小于 85 ℃时，主机停机且不能恢复运行，注射用水从不合格口排出。开启蒸汽管排水节门，排放管路冷凝水，直至有蒸汽排出。

3. 生产结束

（1）按“停车”按钮，返回原位，“停止”灯亮，纯化水泵停止运转。

（2）温度调节仪温度指示值降至 70 ℃时，冷却水泵自动停转。

（3）关闭进汽阀门。

（4）冷却水泵停转后，关闭电锁。

（5）关闭冷却水进水阀门。

二、LDZ 列管式多效蒸馏水机清洁程序

（1）每天生产保持机器表面始终处于洁净状态，发现表面有污物应及时清理，电器部件严禁用水冲洗。

（2）一般每年清洗一次原料水及蒸汽过滤器、流量计，清洗后用纯化水冲洗至冲洗水 pH 值为中性。

（3）一般每两年清洗一次蒸发器、预热器、冷凝器内水垢，其操作程序如下：

① 清洗液的配制：用安全酸洗剂配制成浓度 5% ~ 10%、温度 60 ℃左右的溶液。

② 关闭蒸馏水机电源和蒸汽阀门，开启清洗阀门。

③ 拆下“不合格蒸馏水”出口接头，装上酸洗闷片及密封圈，接上泵并连通循环清洗液箱。

④ 开启泵，保持酸洗液的温度在 60 ℃打开循环，按照每毫米水垢 18 h 的标准安排清洗时间；

⑤ 酸洗时，要经常放气；

⑥ 酸洗后，用0.5%～1%磷酸三钠或碳酸钠加热至80～100 ℃，进行中和循环3～5 h；

⑦ 用纯化水冲洗蒸馏水机，直至冲洗水 pH 值为中性。

⑧ 关闭循环泵，排除残存水；

⑨ 慢慢开启蒸汽阀门，将残存水排出，关闭各阀门。

（4）按规定时间进行在线灭菌。

三、注射用水储罐、输送管路、输送泵清洁规程

（1）每周直接用刷子刷洗储罐内壁一次，再用注射用水冲洗一遍即可。

（2）罐内如有储存超过12 h的注射用水，应先放掉积水，再用注射用水冲洗，才可用于储存新鲜注射用水。

（3）每半年用刷子沾清洁液刷洗储罐内壁一次，用粗滤饮用水冲洗，再用纯化水冲洗至洗液中无 Cl^- 为止，最后用注射用水冲洗一遍即可。

（4）每半年对输送管路、输送泵清洗一次。

（5）按规定时间进行在线灭菌。

四、LDZ列管式多效蒸馏水机维护保养程序

（1）每天维护保养的内容：检查设备紧固螺栓及连接件有无松动，及时紧固；检查连接管路有无跑冒滴漏现象，及时排除异常情况，保持设备表面的清洁。

（2）定期维护保养的内容：计量仪器、仪表定期校验；安全装置定期校验（安全阀：每年一次）。

（3）每年一次保养项目：检查液位控制器、自控系统、继电连接点、呼吸过滤器、电磁阀、气动阀、单向阀、疏水器，检查清洗原料水及蒸汽的过滤器、流量计，更换蒸馏水机配用多级泵的填料检修机械密封，检查轴承、校正联轴器，更换润滑油（脂）。

（4）每两年一次保养项目：更换或检修电磁阀、气动阀、单向阀等损坏部件，清洗蒸发器、预热器、冷凝器内水垢，更换密封垫，调整配用多级泵的各部位间隙，检查或检修轴瓦，校正联轴节，更换轴承垫片及其易损部件，检查或检修平衡盘、平衡环、叶轮、轴套等主要零件。

项目三　小容量注射剂的制备

项目知识

一、注射剂

1. 注射剂的定义和分类

注射剂系指药物制成的供注入体内的无菌溶液（包括乳浊液和混悬液），以及供临用前配成溶液或混悬液的无菌粉末或浓溶液。

《药典》现行版把注射剂分为注射液、注射用无菌粉末和注射用浓溶液三类。

1）注射液

注射液系指药物制成的供注入体内的无菌溶液型注射液、乳状液型注射液或混悬型注射液，可用于肌内注射、静脉滴注、静脉注射等。混悬型注射液是指将不溶性固体药物分散于液体分散媒中制成的一类供肌肉或静脉注射用的药剂。《药典》现行版规定：混悬型注射液药物的粒度应控制在 15 μm 以下，含 15 ~ 20 μm（有个别的为 20 ~ 50 μm）者不应超过 10%，不得用于静脉注射与椎管注射。这类注射液有醋酸可的松注射液、鱼精蛋白胰岛素注射液等。

2）注射用无菌粉末

注射用无菌粉末俗称粉针，是指原料药物或与适宜的辅料制成的供临用前用无菌溶液配制成注射液的无菌粉末或无菌块状物。可用适宜的注射用溶剂配制后注射，也可以用静脉输液配制后静脉滴注。凡是在水溶液中不稳定的药物（如青霉素、阿奇霉素、链霉素、α-糜蛋白酶等生物制剂）均须制成注射用无菌粉末。

3）注射用浓溶液

注射用浓溶液是指药物制成的为供临用前稀释供静脉滴注用的无菌浓

溶液。

2. 注射剂的特点

注射剂是目前临床应用最广泛的剂型之一，它具有下列特点：

（1）作用迅速可靠。注射剂的药液直接注入组织或血管，因此吸收快，作用迅速。尤其是静脉注射，药液可直接进入血循环，故特别适用于危重患者的抢救或能量的提供。注射剂不经过胃肠道，不受消化液及食物的影响，无肝脏首过效应，因此作用可靠，易于控制。

（2）适用于不宜口服的药物。某些药物由于本身的性质，如青霉素或胰岛素可被消化液破坏，庆大霉素口服不易吸收，这些药物制成注射剂才能发挥疗效。

（3）适用于不能口服给药与禁食的患者。在临床上常遇到神昏、抽搐、痉厥等状态的患者，或消化系统障碍的患者，他们均不能口服给药，因此可以注射给药和补充高能营养，以达到治疗和维持患者生命的作用。

（4）产生局部定位作用。局部麻醉药可以产生局部定位作用，有些药物还可用注射方式延长药物的作用，也可用于疾病诊断等。如盐酸普鲁卡因注射液可用于局部麻醉。

（5）产生定向作用。脂质体或静脉乳剂可产生定向作用，使药物分布在肝、脾等器官。

注射剂与其他剂型相比也存在不足之处：① 注射剂不如口服给药安全，注射剂需严格控制用药，一旦注入体内，药物起效迅速，容易产生不良反应，需严格控制用药；② 注射剂使用不便，注射疼痛；③ 注射剂制造工艺复杂，有严格的质量要求，必须具备相应的生产条件和设备，生产费用较大，价格亦较高。

3. 注射剂的给药途径

皮内注射、皮下注射、肌内注射、静脉注射、脊椎腔注射等，是目前临床采用的注射剂的主要给药途径。给药途径不同，作用与特点也不一样，对注射剂的要求也不同。

（1）静脉注射。静脉注射剂多为水溶液，平均粒径小于 1 μm 的乳浊液也可用作静脉注射，油溶液和混悬型注射液不宜用作静脉注射。静脉注射剂中不得添加抑菌剂。静脉注射分为静脉推注和静脉滴注，前者用量小，一般为 5 ～ 50 mL，后者用量大，多至数千毫升。静脉注射见效最快，常作急救、补充体液和供营养之用。

（2）肌内注射。水溶液、油溶液、混悬液、乳浊液均可用作肌内注射。注射于肌肉组织中，一次剂量在 5 mL 以下，药物吸收较皮下注射快。

（3）皮内注射。注射于表皮和真皮之间，一次注射量在 0.2 mL 以下，常用于过敏性试验或疾病诊断，如青霉素皮试液、白喉诊断毒素等。

（4）皮下注射。注射于真皮和肌肉之间的软组织内，一般用量为 1 ～ 2 mL。皮下注射剂主要是水溶液，如胰岛素注射液、疫苗等。由于皮下感受器官较多，具有刺激性的药物应尽量避免皮下注射。

（5）脊椎腔注射。将药物注入脊椎四周蛛网膜下腔内，一次剂量一般在 10 mL 以下。用于脊椎腔的注射剂必须等渗，pH 值应与脊椎液相当，这是因为神经组织比较敏感，脊椎液缓冲容量小，循环又较慢。

4. 注射剂的质量要求

由于注射剂以液体状态直接注射入人体的组织、血管或器官内，为了保证用药安全性，质量要求比其他剂型更严格，涉及注射剂的处方设计、原辅料的选择、生产工艺、生产过程控制、产品质量检查等方面。注射剂在处方设计与原辅料选择时应经必要的动物试验，考察主药、附加剂、容器等的安全性，以及产品的物理、化学稳定性，在生产与储存期间应防止药液变质，防止微生物、热原、微粒等的污染。注射剂，除应有药物制剂的一般要求外，还必须符合下列各项质量要求：

（1）无菌。注射剂应不得含有任何活的微生物，按《药典》现行版无菌检查法检查，应符合规定。

（2）无热原。无热原是注射剂的重要质量指标，特别是用量一次超过 5 mL以上、供静脉注射或脊椎注射的注射剂，按照《药典》现行版热原检查法检查，应符合规定。

（3）渗透压。注射剂要有一定的渗透压，对用量大、供静脉注射的注射剂，其渗透压要求与血浆的渗透压相等或接近。

（4）pH 值。注射剂的 pH 值要求与血液相等或接近（血液 pH 值 7.4），一般控制在 4 ～ 9 的范围内。

（5）可见异物。《药典》现行版规定溶液型注射液、注射用浓溶液均不得检出可见异物；混悬型注射液不得检出色块、纤毛等可见异物。溶液型静脉用注射液、注射用无菌粉末及注射用浓溶液，除另有规定外，必须检查不溶性微粒，均应符合《药典》规定。

（6）安全性。注射剂必须对机体没有毒性反应和刺激性。特别是非水溶剂及一些附加剂，必须安全无害，不得影响疗效和注射剂的质量，并避免对检验产生干扰。有些注射液还要检查降压物质，必须符合规定以保证用药安全。

（7）稳定性。注射剂按要求应具有必要的物理稳定性、化学稳定性与生物学稳定性，确保在储存期内药效不发生变化。

（8）其他。注射剂中降压物质、杂质限度、有效成分含量和装量差异限度检查等，均应符合药品标准。有些注射剂还应检查是否有溶血作用、致敏作用等，对不合规格要求的严禁使用。

二、注射剂的溶剂与附加剂

1. 注射剂的溶剂

注射剂的溶剂需要满足如下要求：不与主药发生反应，能被组织吸收，且在注射用量内不影响疗效；无菌、无热原、溶解范围较广、性质稳定；对机体无害，不引起任何不良反应。制备注射剂用的溶剂可分注射用水、注射用油和其他非水溶剂三大类。溶剂的选用主要根据注射剂中药物的性质（如溶解度、稳定性等）及临床要求（如速效、控释、减轻刺激、安全等）确定。注射用水因其对机体组织具有良好的生理适应性，是首选的注射用溶剂，只有当注射用水不能满足要求时才考虑选用其他非水溶剂。

1）注射用水

注射用水为纯化水经蒸馏所得，其 pH 值应为 5 ～ 7，氨、氯化物、硫酸盐与钙盐、硝酸盐与亚硝酸盐、二氧化碳、易氧化物、不挥发物与重金属、细菌内毒素及微生物检查等均应符合《药典》现行版规定。注射用水是最常用的溶剂。通常生产采用有相当洁净度的原水经离子交换法、电渗析法等方法制备得到纯水，再经蒸馏法制备得注射用水。目前常用的制备设备有塔式蒸馏器、多效蒸馏器等。灭菌注射用水为经灭菌后的注射用水，主要用作注射用无菌粉末的溶剂或注射剂的稀释剂。配制注射液用的注射用水必须是新鲜配制的，注射用水的储存时间一般不超过 12 h，灭菌后存放不宜超过 24 h。

2）注射用油

注射用油是指可被机体代谢的精制的植物油，适用于不溶于水而溶于油的药物制成注射剂，如脂溶性维生素、激素与甾体类化合物等，供肌内注射用。常用的注射用油有注射用大豆油、麻油、茶油等。

（1）注射用油的质量要求

按照《药典》现行版二部要求，其质量应符合：无异臭，无酸败；色泽不得深于黄色 6 号标准比色液；10 ℃时应保持澄明；相对密度为 0.916 ～ 0.922，折光率为 1.472 ～ 1.476，酸值应不大于 0.56，皂化值为 185 ～ 200，碘值为 79 ～ 128；检查过氧化物、重金属、微生物限度等。凡符合上述要求，能被组织吸收者，对人体无害，都可用作注射用油。

① 碘值表示有机化合物中不饱和程度的一种指标，指 100 g 物质中所能吸收碘的克数，主要用于油脂、脂肪酸、蜡及聚酯类等物质的测定。植物油脂中的脂肪酸有不饱和脂肪酸与饱和脂肪酸之分，而其中的不饱和脂肪酸无论在游离状态或与甘油结合成甘油酯时，都能在双键处与卤素起加成反应，因而可以吸收一定数量的卤素。碘值过高，则不饱和键多，油易氧化酸败，不适合注射用。

② 皂化值的高低表示油脂中脂肪酸相对分子质量的大小（即脂肪酸碳原子的多少）。《药典》规定，注射用油的皂化值为 185 ～ 200。皂化值愈高，说明脂肪酸相对分子质量愈小，亲水性愈强，从而失去油脂的特性；皂化值愈低，则脂肪酸相对分子质量愈大或含有愈多的不皂化物，油脂接近固体，难以注射和吸收，所以注射用油需规定一定的皂化值范围，使油中的脂肪酸在 C_{16} ～ C_{18}的范围。

③ 酸值又叫酸价，是对化合物（例如脂肪酸）或混合物中游离羧酸基团数量的一个计量标准。脂肪在长期储藏过程中，由于微生物、酶和热的作用发生缓慢水解，产生游离脂肪酸。而脂肪的质量与其中游离脂肪酸的含量有关。一般常用酸价作为衡量标准之一。酸值高表明油脂酸败严重，不仅影响药物稳定性，而且具有刺激性。

（2）注射用油的精制方法

植物油是由植物的种子或果实压榨法制得的，其中含有游离脂肪酸、各种色素、植物蛋白等，必须经精制处理后方可供注射用。

① 中和植物油中游离脂肪酸。根据酸值的测定结果，计算氢氧化钠溶液的用量（配成18%～20%的浓度）。将油置于蒸汽夹层锅中，加入比计算量多10%～20%的上述碱液，缓缓升温至60～70 ℃，继续搅拌，至油与肥皂颗粒分开，静置6～8 h，待皂粒沉降后，取样测定油的酸值（控制在0.3以下），合格后滤过得到。

② 脱色除臭。将上述油液加热至50 ℃，加入3%的活性白陶土及0.5%的活性炭，继续加热至80～90 ℃，不断搅拌30 min，用板框式压滤机滤过至完全澄明。

③ 灭菌。对经过上述步骤处理的油进行干热灭菌（150～160 ℃下1～2 h），冷却至60～80 ℃即得注射用油。

（3）注射用油的储存

注射用油应储存于避光、洁净、密闭的容器中，避免与空气、日光及铁、铜等金属接触，也可考虑加入抗氧剂（如维生素E）来减缓油的氧化酸败。

3）其他注射用溶剂

注射剂的溶剂除了有注射用水、注射用油以外，常因药物的特殊性选用其他的溶剂。常用的有如下几种：

（1）乙醇。乙醇可与水、甘油、挥发油等以任意比例混合。用乙醇为注射用溶剂的浓度最高达50%，如氢化可的松注射液，可供肌内或静脉注射。但含醇量超过10%的注射剂，肌内注射就有疼痛感。

（2）甘油。甘油对许多药物具有较大的溶解性能，但甘油的黏度、刺激性均较大，不宜单独使用，故常与注射用水、乙醇、丙二醇等组成复合溶剂使用。如普鲁卡因注射液的溶剂为95%乙醇（20%）、甘油（20%）与注射用水（60%）。

（3）丙二醇。丙二醇即1,2-丙二醇，本品溶解范围较广，毒性较小，但有一定的刺激性，能与水、乙醇、甘油相混溶，能溶解多种挥发油。丙二醇已广泛用作注射溶剂，供静注或肌注。注射用溶剂或复合溶剂常用量为10%～60%，用作皮下或肌注时有局部刺激性。如苯妥英钠注射液中含40%的丙二醇。

（4）聚乙二醇（PEG）。常用的有PEG300、PEG400，化学性质稳定，黏度中等，能与水、乙醇混合。如1%的噻替派注射液即以PEG400为溶剂。

（5）二甲基亚砜（DMSO）。二甲基亚砜溶解范围广，被称为万能溶剂，有良好的防冻作用，肌内或皮下注射均安全。

（6）二甲基乙酰胺（DMA）。本品与水、乙醇任意比例混合，对药物的溶解范围大，为澄明中性溶液，常用浓度为0.01%。但连续使用时，应注意其慢性毒性。如氯霉素常用50%的DMA作溶剂，利血平注射液用10%DMA、50%PEG作溶剂。

（7）苯甲酸苄酯。本品不溶于甘油和水中，但能与乙醇（95%）、脂肪油相混溶，为水不溶性溶剂，可用于不能溶于油但能溶于苯甲酸苄酯的药物。如在二巯丙醇油注射液中加入苯甲酸苄酯，不仅可作为助溶剂，而且能够增加主药的稳定性。

2. 附加剂

为确保注射剂的安全、有效和稳定，除主药和溶剂外还可加入其他物质，这些物质统称为“附加剂”。各国药典对注射剂中所有的附加剂的类型和用量往往有明确的规定。附加剂在注射剂中的主要作用是：① 增加药物的理化稳定性；② 增加主药的溶解度；③ 抑制微生物生长，尤其对多剂量注射剂更要注意；④ 减轻疼痛或对组织的刺激性等。

注射剂常用附加剂主要有：渗透压调节剂、pH值调节剂、助溶剂与增溶剂、抗氧剂、抑菌剂、局麻剂等。

1）渗透压调节剂

（1）注射剂的等渗调节

临床上的等渗溶液是指与血浆渗透压相等的溶液，如0.9%的氯化钠溶液、5%的葡萄糖溶液，即为等渗溶液。高于或低于血浆渗透压的溶液则称为高渗溶液或低渗溶液。如20%～25%的甘露醇溶液为高渗溶液。

常用的渗透压调节剂有氯化钠、葡萄糖等。常用渗透压调整的方法有冰点降低数据法和氯化钠等渗当量法。

① 冰点降低数据法：一般情况下，血浆和泪液的冰点值均为-0.52 ℃。因此，任何溶液只要将其冰点值调整为-0.52 ℃，即为等渗溶液。

低渗溶液调为等渗溶液，其加入等渗调节剂的量可按下式计算：

$$W=\frac{0.52-a}{b} \tag{3-1}$$

式中：W—每 100 mL 低渗溶液中需添加等渗调节剂的量，g；

a—未调整的低渗溶液的冰点降低值，若溶液中含有两种或多种药物，或有其他附加剂时，则 a 为各药物冰点降低值的总和；

b—1% 渗透压调节剂水溶液的冰点降低值。

表 3-1 列出一些药物的 1% 水溶液的冰点降低数据，根据这些数据，可以计算该药物配成等渗溶液的浓度。

表 3-1 一些药物水溶液的冰点降低值与氯化钠等渗当量

名称	1%（g/mL）水溶液冰点降低值/℃	1 g 药物氯化钠等渗当量	等渗溶液的溶血情况		
			浓度/%	溶血/%	pH 值
硼酸	0.28	0.47	1.9	100	4.6
盐酸乙基吗啡	0.19	0.15	6.18	38	4.7
硫酸阿托品	0.08	0.1	8.85	0	5.0
盐酸可卡因	0.09	0.14	6.33	47	4.4
氯霉素	0.06				
依地酸钙钠	0.12	0.21	4.50	0	6.1
盐酸麻黄碱	0.13	0.28	3.2	96	5.9
无水葡萄糖	0.10	0.18	5.05	0	6.0
葡萄糖（H_2O）	0.091	0.16	5.51	0	5.9
氢溴酸后马托品	0.097	0.17	5.67	92	5.0
盐酸吗啡	0.086	0.15			
碳酸氢钠	0.381	0.65	1.39	0	8.3
氯化钠	0.58		0.9	0	6.7
青霉素 G 钾		0.16	5.48	0	6.2
硝酸毛果芸香碱	0.133	0.22			
聚山梨酯 80	0.01	0.02			
盐酸普鲁卡因	0.12	0.18	5.05	91	5.6
盐酸地卡因	0.109	0.18			

例1 配制150 mL的2%盐酸普鲁卡因溶液，需加入多少克氯化钠，才能成为等渗溶液？

分析 查表3-1得 $a=0.12$，$b=0.58$，代入式（3-1）得

$$W=(0.52-0.12\times 2)/0.58=0.48\ (\mathrm{g})$$

$$w=W\times 150/100=0.48\times 150/100=0.72\ (\mathrm{g})$$

即配制2%盐酸普鲁卡因溶液150 mL，需加入0.72 g氯化钠，才能调整为等渗溶液。

② 氯化钠等渗当量法：系指与1 g药物呈现等渗效应的氯化钠的量。如硼酸的氯化钠等渗当量为0.47，即1 g硼酸在溶液中能产生与0.47 g氯化钠相同的渗透效应。因此，查出药物的氯化钠等渗当量后，即可按下式计算调节剂的用量：

$$X=0.009V-EW \tag{3-2}$$

式中：X—配成体积为 V（mL）的等渗溶液需要加入氯化钠的量，g；

V—欲配制溶液的体积；

E—1 g药物氯化钠等渗当量；

W—药物的质量，g；

0.009—每毫升等渗氯化钠溶液中所含氯化钠的量，g。

例2 配制1.5%盐酸麻黄碱溶液200 mL，欲使其等渗，需加入多少克氯化钠或无水葡萄糖？

分析 查表3-1可知，1 g盐酸麻黄碱的氯化钠等渗当量为0.28，无水葡萄糖的氯化钠等渗当量为0.18。

设所需加入的氯化钠和葡萄糖量分别为 X 和 Y，则

$$X=(0.9-0.28\times 1.5)\times 200/100=0.72\ (\mathrm{g})$$

$$Y=0.72/0.18=4.0\ (\mathrm{g})\ \text{或}\ Y=(5\%/0.9\%)\times 0.72=4.0\ (\mathrm{g})$$

即配制1.5%盐酸麻黄碱溶液200 mL，需加入0.72 g氯化钠或4.0 g葡萄糖才能调整为等渗溶液。

（2）注射剂的等张调节

等张溶液系指与红细胞膜张力相等的溶液。红细胞膜对于许多药物的

水溶液可视为理想的半透膜，即它只让溶剂分子通过，而不让溶质分子通过，因此，它们的等渗浓度与等张浓度相等。如0.9%的氯化钠溶液既是等渗溶液也是等张溶液。而对于尿素、甘油、普鲁卡因等药物的水溶液，红细胞膜并不是理想的半透膜，它们能自由通过细胞膜，同时促进细胞外水分进入细胞，使红细胞胀大破裂而溶血。所以1.9%的尿素溶液、2.6%的甘油溶液是等渗溶液但不是等张溶液。

由于等渗和等张溶液的定义不同，等渗溶液不一定是等张溶液，等张溶液亦不一定是等渗溶液。因此，在新产品的处方设计时，即使所设计的溶液为等渗溶液，为安全用药，亦应进行溶血试验，必要时加入氯化钠、葡萄糖等调节成等张溶液。

2）pH值调节剂

在注射剂处方设计时，为确保产品在储存期内的稳定性、对机体的安全性等，注射剂应有适宜的pH值。一般注射液的pH值调节在4～9范围内，大剂量的静脉注射液pH值应近中性。常用的pH调节剂有盐酸、枸橼酸、碳酸氢钠、磷酸氢二钠与磷酸二氢钠等。

3）助溶剂与增溶剂

有些药物在水中的溶解度很小，即使配成饱和浓度也不能满足治疗需要，所以，在配制这些药物的注射液时，就要设法增加其溶解度。增加主药溶解度的方法有增溶、助溶、选用非水溶剂或复合溶剂、形成复盐或加入酸碱形成可溶性盐类、制成药物前体等。用这些方法增加药物溶解度时，要考虑是否会影响到主药的吸收、生理活性、刺激性、毒性和药物的稳定性。

（1）助溶剂

助溶是指难溶性药物与加入的第三种物质在溶剂中形成可溶性络合物、复盐或缔合物等，以增加药物在溶剂中的溶解度的现象，加入的第三种物质称为助溶剂。如碘在水中的溶解度为1∶2950，如加适量的碘化钾，可明显增加碘在水中的溶解度，能配成含碘5%的水溶液。碘化钾为助溶剂，增加碘溶解度的机理是碘化钾与碘形成分子间的络合物。

常用的助溶剂可分为两大类：有机酸及其钠盐和酰胺类化合物。常见的难溶性药物及其应用的助溶剂见表3-2。

表 3-2 常见的难溶性药物及其应用的助溶剂

药物	助溶剂
碘	碘化钾，聚乙烯吡咯烷酮
咖啡因	苯甲酸钠，水杨酸钠，对氨基苯甲酸钠，枸橼酸钠，烟酰胺
可可豆碱	水杨酸钠，苯甲酸钠，烟酰胺
茶碱	二乙胺，其他脂肪族胺，烟酰胺，苯甲酸钠
盐酸奎宁	乌拉坦，尿素
核黄素	苯甲酸钠，水杨酸钠，烟酰胺，尿素，乙酰胺，乌拉坦
安络血	水杨酸钠，烟酰胺，乙酰胺
氢化可的松	苯甲酸钠，邻、对、间羟苯甲酸钠，二乙胺，烟酰胺
链霉素	蛋氨酸，甘草酸
红霉素	乙酰琥珀酸酯，维生素 C
新霉素	精氨酸

（2）增溶剂

注射剂中常用的增溶剂多为非离子型表面活性剂，一般仅用于小剂量注射剂或中药注射剂。常用的是吐温 80。需要注意的是，注射液中若加有吐温 80，灭菌后会出现浑浊（即“起昙”现象），振摇可使澄清。吐温 80 的加入也会使注射液中所含抑菌剂苯甲醇、三氯叔丁醇等抑菌效果减弱。因此，注射液中是否加吐温 80 或其用量是多少，需做全面考虑。

4）抗氧剂

一些容易被氧化的药物配成注射液后，会出现药液颜色逐渐变深，析出沉淀，甚至药效消失或产生毒性物质等现象。如肾上腺素、水杨酸钠等含酚羟基药物、磺胺类钠盐、盐酸普鲁卡因胺等芳胺类药物及安乃近、氨基比林等吡唑酮类药物，在氧、金属离子、光线与温度的影响下均易氧化变质。为了解决上述问题，通常采用在注射剂处方中加抗氧剂、金属络合物及通惰性气体等方法。

（1）抗氧剂

抗氧剂是一类能够有效阻止或延缓自动氧化的物质。当抗氧剂与药物同时存在时，空气中的氧首先与抗氧剂发生作用而保持了主药的稳定性。

注射液中抗氧剂的选用应根据主药的理化性质和药液的 pH 值等，经过实验观察决定。常用的抗氧剂有水溶性抗氧剂和油溶性抗氧剂两类。

① 水溶性抗氧剂。常用的水溶性抗氧剂见表 3-3。选用抗氧剂要注意药液的 pH 值，以免因加入抗氧剂而改变药液的 pH 值。

表 3-3 水溶性抗氧剂

名　称	常用量	适应情况
亚硫酸钠	0.1%～0.3%	水溶液偏酸性，常用于偏碱性的药液
亚硫酸氢钠	0.05%～0.2%	水溶液呈微酸性，常用于偏酸性的药液
焦亚硫酸钠	0.05%～0.5%	水溶液呈微酸性，常用于偏酸性的药液
硫代硫酸钠	0.1%～0.3%	水溶液呈中性或微碱性，遇酸可产生硫沉淀，适用于偏碱性药液
硫脲	0.05%～0.1%	水溶液呈中性，适用于中性或偏酸性药液
维生素 C	0.2%	水溶液呈酸性，常用于偏酸性或偏碱性药液

② 油溶性抗氧剂。常用的油溶性抗氧剂及其浓度分别为：叔丁基对羟基茴香醚（BHA），常用浓度为 0.005%～0.02%；二丁基苯酚（BHT），常用浓度为 0.005%～0.02%；此外，还有 α-生育酚、抗坏血酸棕榈酸酯等。

（2）惰性气体

常用的惰性气体有氮气和二氧化碳两种，需要进行纯化处理。将高纯度的惰性气体氮气和二氧化碳通入供配液的注射用水或已配好的药液中，使之饱和以驱尽溶解的氧气，并在药液灌入安瓿后立即通入氮气和二氧化碳，以置换药液面上空间的氧气，然后封口。

① 氮气的纯化方法：含量在 99.9% 以上的氮气，通过纯化水洗气即可。含量为 99.5% 的氮气，常含有氧、二氧化碳、水分及细菌等杂质，其洗气过程为：缓冲瓶→浓硫酸→碱式焦性没食子酸→1% 高锰酸钾溶液→注射用水。

② 二氧化碳的纯化方法：二氧化碳中常含硫化物、水分、氧、细菌及热原等，其洗气过程为：缓冲瓶→浓硫酸→硫酸铜溶液→1% 高锰酸钾溶液→注射用水。

(3) 金属离子络合剂

金属离子络合剂是指能与多种金属离子结合形成稳定络合物的有机化合物，可增加某些药物注射剂的稳定性。常用的金属离子络合剂有乙二胺四乙酸（EDTA）、乙二胺四乙酸二钠（$EDTA\text{-}Na_2$）等，常用量为0.03%～0.05%。为了获得增强抗氧效果，可采用加抗氧剂、金属离子络合剂、充惰性气体的综合方法。

5）抑菌剂

肌内或皮下注射剂可适量加入抑菌剂；对一次剂量超过5 mL的注射液添加抑菌剂应慎重；用于静脉或脊髓注射的注射液一律不得加抑菌剂。常用的抑菌剂见表3-4。加有抑菌剂的注射剂，仍应采取适宜的方法灭菌，并在说明书或标签上注明抑菌剂的用量和名称。

表3-4　注射剂中常用的抑菌剂

名称	常用量	适应情况
苯酚	0.5%	适用于偏酸性药液。在低温及碱性液中或与甘油、油类或醇类共存时，抑菌效能减低，需增加用量
甲酚	0.25%～0.3%	其作用比苯酚强3倍，但不易溶于水而易溶于油脂中，对铁及生物碱有配伍禁忌
三氯叔丁醇	0.25%～0.5%	一般用于微酸性注射液，因在高温或碱性溶液中易分解而降低抑菌效能，有局部止疼作用
苯甲醇	1%～3%	对热稳定，配伍禁忌少，有局部止疼作用，有溶血现象
尼泊金类	尼泊金甲酯0.1%～0.2% 尼泊金丙酯0.2% 尼泊金丁酯0.015%	水溶液呈中性及pH值为3～6时较稳定，pH值在8以上时易水解，不宜同荧光素钠、吐温类配伍。应用范围较广，以两种酯混合应用效果更好

6）其他附加剂

(1) 局部止痛剂

有些注射剂，由于药物本身或其他原因，在皮下或肌内注射时，对组织产生刺激而引起疼痛，除找出原因采取相应措施外，必要时可加入局部止痛剂。常用的止痛剂有以下几种：

① 盐酸普鲁卡因。常用量为0.5%～2.0%。在碱性溶液中易析出沉淀。本品止痛时间较短，一般维持1～2 h，个别注射者可出现过敏反应。

② 苯甲醇。常用量为0.5%～2.0%。本品连续注射可产生局部硬结，影响注射液吸收；储存过程中有可能产生苯甲酸、苯甲醛等不溶物而影响注射液的澄明度。

③ 三氯叔丁醇。常用量为0.3%～0.5%。

必须指出，加入止痛剂容易掩盖注射剂本身的内在质量问题，应慎用。出现痛病问题，应从注射剂组方、工艺，特别是主药的理化性质等方面分析，找出合适的解决方法。

（2）助悬剂与乳化剂

对于乳剂型注射剂和混选型注射剂往往需要添加乳化剂和助悬剂这两类附加剂。常用的注射用助悬剂有羧甲基纤维素钠、聚乙烯吡咯烷酮、明胶（无抗原性的）及甲基纤维素等。常用的注射用乳化剂有卵磷脂、豆磷脂、普流罗尼 F-68、氧乙烯丙烯聚合物等。

（3）延效剂

为了达到药物缓慢释放和吸收的目的，注射剂会根据需要使用延效剂来延长药物作用，常用的有聚维酮（PVP）。

三、小容量注射剂的制备

小容量注射剂简称针剂，是指药物经过提取、精制、配制等步骤，而制成灭菌溶液，装入安瓿，供皮下、肌内、静脉注射用。具有作用迅速，给药方便，药效不受消化液和食物的影响，能直接进入人体组织等优点。注射剂是当前应用最广泛的剂型之一，它具有如下优点：起效迅速、作用可靠；适用于不宜口服的药物；适用于不宜口服给药的患者；可产生局部作用等。同时，注射剂也存在一些缺点，如使用不便、注射疼痛，给药和制备过程复杂，生产设备成本较高等。

注射剂按分散系统不同分有溶液型注射剂、乳剂型注射剂、混悬型注射剂、注射用无菌粉末，本项目主要介绍小容量溶液型注射剂的制备工艺操作。

注射剂车间是生产无菌制剂的场所，为了减少注射剂生产过程中的不良影响，保证产品的质量，必须有效地控制生产场所的空气尘粒的浓度和细菌污染的水平，车间的设计与布局，并符合我国卫生部制定的《药品生产质量管理规范》的要求。

溶液型注射剂生产过程一般包括原辅料和容器的前处理、称量、配制、滤过、灌装封口、灭菌检漏、质量检查、印字包装等步骤，生产环境区域划分为10万级、1万级洁净区，生产流程与环境区域划分如图3-1所示。

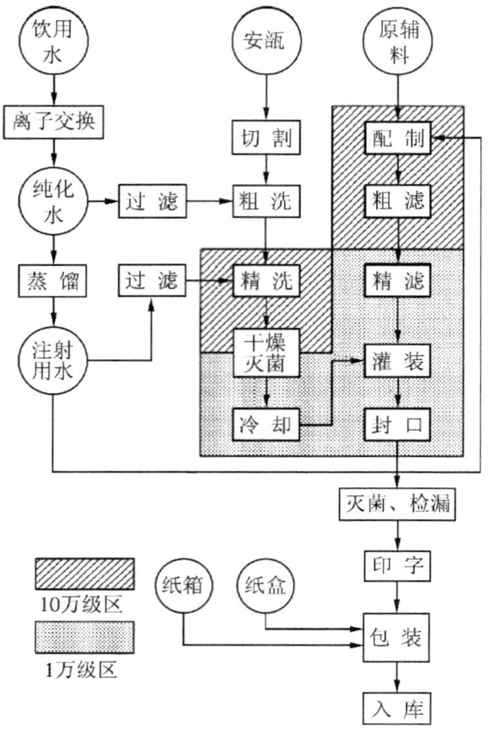

图3-1 注射剂一般生产流程图

注射剂车间的生产管理包括生产管理文件和生产过程技术管理。生产管理文件，包括生产工艺规程、岗位操作规程和批生产记录。凡正式生产的产品都必须按编写、审核和批准等程序制定工艺规程、岗位操作法或SOP，不得任意修改。工艺规程一般3～5年修订一次，岗位操作法和SOP不超过2年修订一次。

1. 生产工艺规程

生产工艺规程应全面规定该产品的处方、工艺操作要点、质量标准、注意事项等内容。为了保证产品质量，每种产品必须制定工艺规程，生产人员应严格执行工艺操作规程。

2. 岗位操作规程

岗位操作规程又称岗位SOP，是指导生产人员按某一程序进行岗位操作和岗位管理的通用性文件。SOP是作业人员的工作准则，将作业人员的工作予以说明与规范，以达到作业的一致性与标准性。生产人员必须严格按照岗位SOP进行生产操作、设备管理、清洁管理等工作。

3. 批生产记录

批生产记录内容包括产品名称、规格、剂型、生产批号、生产日期、相关生产阶段的产品数量、物料、平衡的计算、有关操作与设备、生产过程的控制记录等。注射剂每个生产工序必须有详细的批生产记录。操作人员在填写原始记录时，要做到内容真实、及时完整、签名负责，并保存一定时间备查。

生产过程技术管理包括很多重要环节，如：① 工艺技术管理：生产前准备即领取原辅料、半成品及包装材料，对管量文件、工艺卫生、设备状况等进行检查，生产全过程必须严格执行工艺规程、岗位操作法或SOP，不得任意更改。② 批号管理：是指从原材料投入到交付出厂的整个生产制造过程中，实行严格按批次进行的科学管理，它贯穿于产品生产制造的全过程。用于设别批的一组数字称为批号，批号可用以追溯和审查该批药品的生产历史。③ 包装管理：对检验合格的产品可下达包装指令。④ 生产记录的管理：其中凡不合格原辅料不准投入生产，不合格半成品不得流入下工序，不合格成品不得出厂。⑤ 物料平衡检查：制剂生产必须按处方量的100%（标志量）投料。如已知某一成分在生产或储存期间含量会降低，工艺规程中可规定适当增加投料量。产品的理论产量与实际产量之间的比值应有可允许的正常偏差。⑥ 清场管理：为了防止药品生产中不同批号、品种、规格之间的污染和交叉污染，各生产工序在生产结束、更换品种及规格或换批号前，应彻底清理及检查作业场所。

任务一　容器的洗涤＆灭菌操作

任务准备

一、注射剂的容器

小容量注射剂的容器的材料可选用中性玻璃，也可用无毒塑料，如聚氯乙烯、聚乙烯、聚丙烯等。国内制药企业多用玻璃管制的安瓿或玻璃模

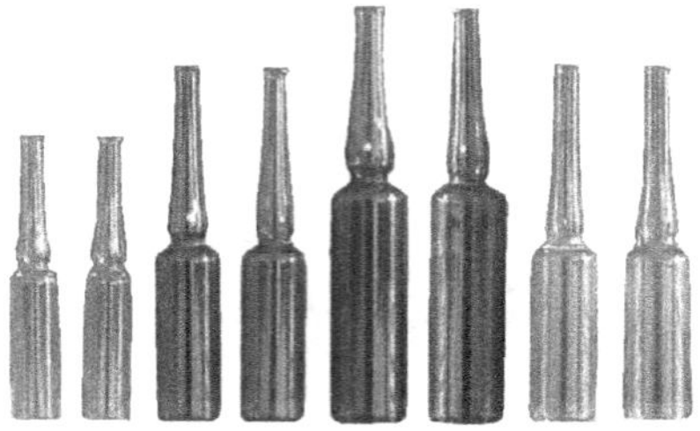

图 3-2　曲颈易折安瓿外形图

制瓶。安瓿一般单剂量包装；玻璃模制瓶俗称西林瓶，作为多剂量的包装。注射剂的容器应符合国家有关注射用容器的标准规定。

目前安瓿多采用曲颈安瓿，有 1，2，5，10，20 mL 等几种不同容积规格。曲颈安瓿（见图 3-2）颈细，易于切割，因此也称易折安瓿，其装入药液后安瓿空间小，适于盛装易氧化的药物。易折安瓿有色环易折安瓿和点刻痕易折安瓿两种。色环易折安瓿是将膨胀系数高于安瓿玻璃 2 倍的低熔点玻璃粉末，熔固在安瓿颈部成环状，冷却后由于两种玻璃膨胀系数不同，在环折部位产生一圈永久应力，用时一折即平整断裂，使用方便；色点刻痕易折安瓿是在曲颈部位划有一微细刻痕，在刻痕上方中心标有直径为 2 mm 的色点，折断时，施力于刻痕中间的背部，折断后断面平整。为避免折断安瓿瓶颈时造成玻璃屑、微粒进入安瓿污染药液，国家药品监督管理局（SDA）已强行推行曲颈易折安瓿。

安瓿多为无色，有利于检查药液的澄明度。对需要遮光的药物，可采用琥珀色玻璃安瓿。琥珀色可滤除紫外线，适用于光敏药物。琥珀色安瓿含氧化铁，痕量的氧化铁有可能被浸取而进入产品中，如果产品中含有的成分能被铁离子催化，则不能使用琥珀色玻璃容器。

目前，用于制造空安瓿的玻璃材料主要有中性玻璃、含钡玻璃及含锆玻璃三种。中性玻璃是低硼硅酸盐玻璃，化学稳定性较好，可作为 pH 值接近中性或弱酸性的注射剂的容器，如各种输液、葡萄糖注射液、维生素 B12 注射剂等，不宜用于碱性注射液。含钡玻璃的耐碱性能较好，可用作碱性较强的注射剂的容器，如磺胺类钠盐及 5-氟尿嘧啶注射液等，其缺点是性质发脆、熔点高、熔封时废品率高。含锆玻璃是含有少量锆的中性玻璃，具有更高的化学稳定性，耐酸、耐碱性能好，不受药液的侵蚀。乳酸钙、葡萄糖酸钙、碘化钠、水杨酸钠、磺胺嘧啶钠、酒石酸钾钠等注射液宜选用含锆玻璃安瓿。

安瓿用来灌装各种性质不同的注射液，不仅在制备注射剂的过程中要经高温灭菌，而且还要适应不同的环境长期储藏。因此，为了确保注射剂的稳定性，注射剂安瓿应达到以下质量要求：

① 安瓿玻璃应无色透明，以便于检查可见异物、杂质及变质情况。

② 应具有低的膨胀系数这种优良的耐热性，以耐受洗涤和灭菌过程中所产生的热冲击，使在生产过程中不易冷爆破裂。

③ 要有足够的物理强度以耐受当热压灭菌时所产生较高的压力差，并避免在生产、装运和保存过程中所造成的破损。

④ 应具有高度的化学稳定性，不改变溶液的 pH 值，不易被注射液所侵蚀。

⑤ 熔点较低，易于熔封。

⑥ 不得有气泡、麻点及砂粒。

二、安瓿的洗涤

安瓿可先灌瓶蒸煮，进行热处理。一般使用纯化水，质量较差的安瓿须用 0.5% 的醋酸水溶液，灌满后，以 100 ℃热处理 30 min。此项操作在灭菌器内或热处理连动机内进行。蒸瓶的目的是使瓶内灰尘和附着的砂粒等杂质经加热浸泡后落入水中，同时也是一种化学处理，让玻璃表面的硅酸盐水解，微量的游离碱和金属离子溶解，使安瓿的化学稳定性提高。

安瓿的洗涤方法一般有甩水洗涤法、加压喷射气水洗涤法（见图 3-3）和超声波洗涤法 3 种。

甩水洗涤法：是将安瓿经灌水机灌满滤净的水，再用甩水机将水甩出，如此反复 3 次，以达到清洗的目的。此法洗涤的清洁度一般可达到要求，但洗涤质量不如加压喷射气水洗涤法好，一般适用于 5 mL 以下的安瓿。

加压喷射气水洗涤法是利用已滤过的纯化水与已滤过的压缩空气由针头喷入安瓿内交替喷射洗涤。压缩空气的压力，一般 294.2 ～ 392.3 kPa（3 ～ 4 kg/cm^2），冲洗顺序为：气→水→气→水→气，一般冲洗 4 ～ 8 次。加压喷气水洗涤法特别适用于大安瓿的洗涤。此种方法洗涤水和空气的滤过是关键问题，特别是空气的滤过。因为压缩空气中有润滑油雾及尘埃，不易除去，滤得不净反而污染安瓿，以致出现所谓“油瓶”。因此，压缩空气先经冷却，然后经储气筒，使压力平衡，再经过焦炭（或木炭）、泡沫塑料、瓷圈、砂棒等滤过，净化后才能使用。洗涤水和空气也可用微孔滤膜滤过。无润滑油空气压缩机出来的空气含油雾较少，滤过系统可以简化。最后一次洗涤用水，应用通过微孔滤膜精滤的注射用水。

洗涤机还有采用加压喷射气水洗涤与超声波洗涤相结合的方法。气水喷射安瓿洗涤机组和超声波洗涤机组结构示意图分别如图 3-3 和图 3-4 所示。

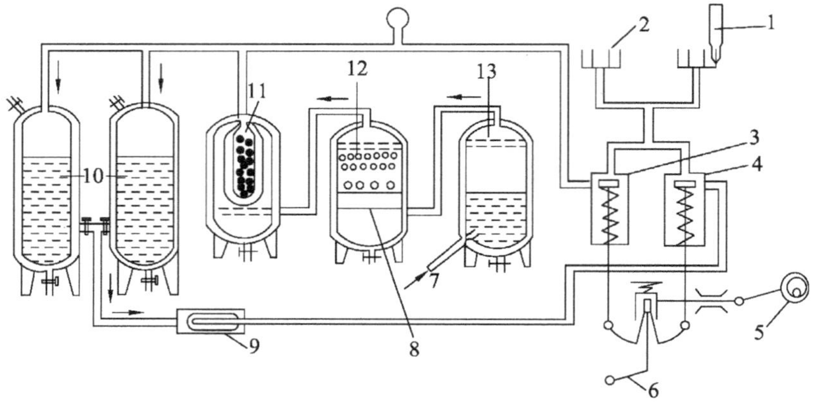

1—安瓿；2—针头；3—喷气阀；4—喷水阀；5—偏心轮；6—脚踏板；
7—压缩空气进口；8—木炭层；9，11—双层涤纶袋滤器；10—水罐；
12—瓷环层；13—洗气罐

图 3-3　气水喷射安瓿洗涤机组结构示意图

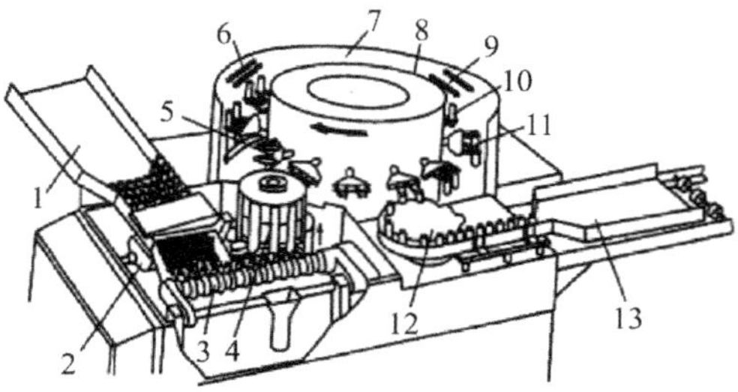

1—料槽；2—超声波换能头；3—送瓶螺杆；
4—提升轮；5—瓶子翻转工位；6, 7, 9—喷水工位；
8，10，11—喷气工位；12—拨盘；13—滑道

(a) YQC800/10-C超声波洗瓶机

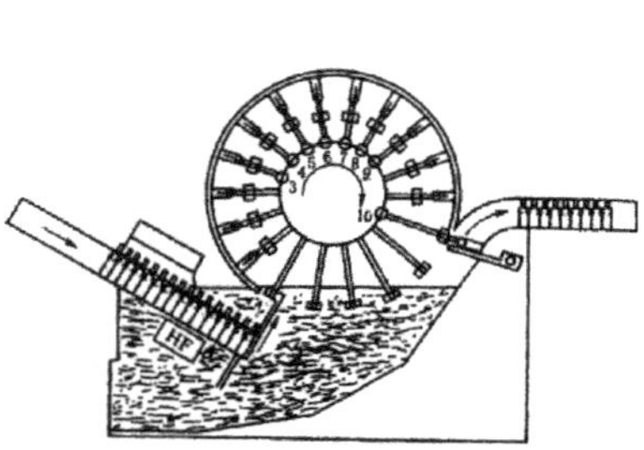

(b) 转鼓式超声波洗瓶机工作原理图

图 3-4　超声波洗涤机组结构示意图

三、安瓿的干燥或灭菌

安瓿洗涤后，一般要在烘箱内用 120 ～ 140 ℃温度干燥。盛装无菌操作或低温灭菌的安瓿则须用 180 ℃干热灭菌 1. 5 h。大生产现多采用隧道式烘箱，此设备主要由红外线发射装置与安瓿自动传送装置两部分组成。红外线发射装置发出红外线，安瓿吸收红外线后温度升高，达到干燥的目的。近年来，干燥工艺已广泛采用远红外加热技术，一般在碳化硅电热板辐射源表面涂上远红外涂料，如氧化钛、氧化铝等氧化物，便可辐射远红外线。采用适当的辐射元件组成的远红外干燥装置，温度可达 250 ～ 350 ℃。一般经过 350 ℃、5 min，即能达到安瓿灭菌的目的。灭菌好的空安瓿存放柜应有净化空气保护，存放时间不应超过 24 h。

红外隧道烘箱结构图如图 3-5 所示。

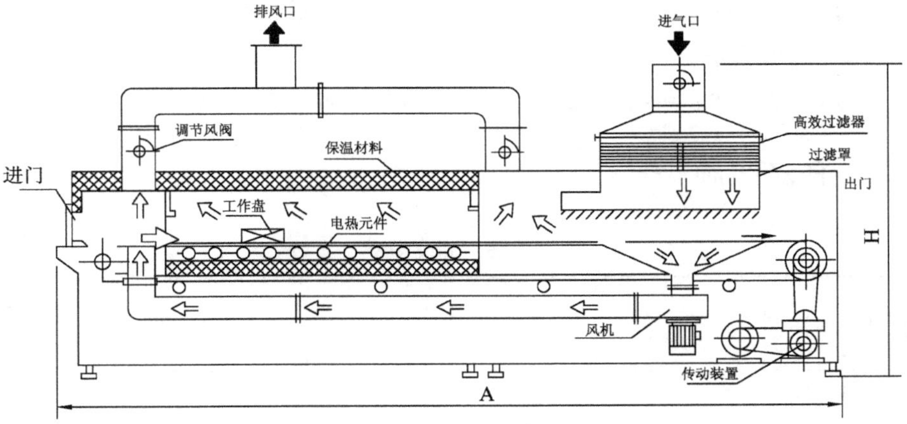

图 3-5　红外隧道烘箱结构示意图

任务目标

（1）能按规程使用洗瓶机清洗分装容器，能按规程使用隧道烘箱完成分装容器的干燥灭菌操作。

（2）能按规程辨别并剔除分装容器的不合格品。

（3）能识别清洗、灭菌操作中常见、典型的偏差和异常情况。

（4）能分析偏差和异常情况的原因，报告并提出处理意见。

任务卡

产品名称		生产批号		产品规格	
处方					
计划产量			起始日期		
签发人			执行人		

任务适用岗位及设备介绍

1. 任务适用岗位

小容量安瓿清洗工、安瓿清洗质量检验工、工艺员。

2. 实训设备

QXC 型安瓿超声波清洗机、SGZ 型远红外加热杀菌干燥机。

任务实施

批生产指令单

产品名称		产品规格		产品批号	
计划产量： 开始日期：			结束日期：		
要求：			处方：		
签发者：					

1. 洗瓶岗位职责

（1）严格执行《洗瓶岗位操作法》《QXC 型安瓿超声波清洗机标准操作规程》《SGZ 型远红外加热杀菌干燥机操作规程》。

（2）负责洗瓶所用设备的安全使用及日常保养，防止事故发生。

（3）自觉遵守工艺纪律，保证洗瓶、干燥、灭菌、冷却符合工艺要求，质量达到规定要求。

（4）做到岗位生产状态标志、设备所处状态标志、清洁状态标志清晰明了、准确无误。

（5）真实、及时填好生产记录，做到字迹清晰、内容真实、数据完整，不得任意涂改和撕毁，做好交接记录，顺利进入下道工序。

（6）工作结束或更换品种时应及时做好清洁卫生并按有关 SOP 进行清场工作，认真填写相应记录。

2. 洗瓶岗位操作法

（1）生产前准备

① 检查操作间是否有清场合格标志，并在有效期内，否则按清场标准操作规程进行清场并经 QA 人员检查合格后，填写清场合格证，才能进行下一步操作。

② 检查设备是否有“合格”“已清洁”标牌，并对设备进行检查，确认设备正常，方可使用。

③ 检查烘箱隧道内、进瓶台板弹片弧内、出口过渡段上、垂直输送带后面是否有碎瓶、倒瓶，如发现应及时清理。

④ 根据生产指令填写领料单，并领取安瓿。

⑤ 挂运行状态标志，进入操作。

（2）操作

① 接通电源，启动设备空转运行，观察是否能正常运作。

② 按《QXC 型安瓿超声波清洗机标准操作规程》《SGZ 型远红外加热杀菌干燥机操作规程》进行洗瓶操作，同时往输送带送入待清洗的安瓿。

③ 将灭菌完毕的安瓿收集，挂标志牌，送往灌封工序（如采用安瓿洗、灌、封联动生产线，安瓿通过传送带直接送到灌封工序）。

（3）生产结束

① 将剩余安瓿收集，标明状态，交中间站。

② 按《洗瓶设备清洁操作规程》《洗瓶间清场操作规程》对设备、房间进行清洁消毒，经 QA 人员检查合格，发放清场合格证。

（4）记录

如实填写生产操作记录（见表 3-5、表 3-6）。

表 3-5 安瓿清洗灭菌记录

<table>
<tr><td>批　号</td><td colspan="2"></td><td>规　格</td><td colspan="2"></td></tr>
<tr><td>批　量</td><td colspan="2"></td><td>日　期</td><td colspan="2"></td></tr>
<tr><td colspan="3">生产前检查：文件□ 设备□ 现场□
物料□
检查人：</td><td colspan="3">“清场合格证”副本及“准产证”粘贴处</td></tr>
<tr><td colspan="6">操作步骤</td></tr>
<tr><td rowspan="2">包材</td><td>名称</td><td>物料编码</td><td>批号</td><td>检验单号</td><td>领用量</td></tr>
<tr><td>mL 安瓿</td><td></td><td></td><td></td><td></td></tr>
<tr><td colspan="3">洗瓶开始时间：</td><td colspan="3">洗瓶结束时间：</td></tr>
<tr><td rowspan="3">设定洗瓶参数</td><td colspan="5">复核洗瓶机、杀菌干燥机的设定参数，确定符合工艺条件□</td></tr>
<tr><td colspan="2">水压：　　MPa</td><td colspan="2">压缩空气压力：　　MPa</td><td>喷淋水压力：　　MPa</td></tr>
<tr><td colspan="2">机速：　　瓶/min</td><td colspan="2">干燥灭菌温度：　　℃</td><td>操作人：</td></tr>
<tr><td>日　期</td><td>班　次</td><td>洗瓶数量</td><td>操作人</td><td>复核人</td><td>备注</td></tr>
<tr><td></td><td></td><td>箱</td><td></td><td></td><td></td></tr>
<tr><td></td><td></td><td>箱</td><td></td><td></td><td></td></tr>
<tr><td></td><td></td><td>箱</td><td></td><td></td><td></td></tr>
<tr><td></td><td></td><td>箱</td><td></td><td></td><td></td></tr>
<tr><td></td><td></td><td>箱</td><td></td><td></td><td></td></tr>
<tr><td colspan="6">洗瓶总数量：　　箱（约　　个）</td></tr>
<tr><td rowspan="3">结料</td><td>名称</td><td>领用量</td><td>实用量</td><td>损耗量</td><td>剩余量</td></tr>
<tr><td></td><td></td><td></td><td></td><td></td></tr>
<tr><td colspan="3">结料人：</td><td colspan="2">复核人：</td></tr>
<tr><td colspan="6">备注：</td></tr>
</table>

表 3-6　洗瓶间清场记录

清场前	批号：	生产结束日期：　年　月　日　班	
检查项目	清场要求	清场情况	QA 检查
物料	结料，剩余物料退料	按规定做 □	合格 □
中间产品	清点，送规定地点放置，挂状态标志	按规定做 □	合格 □
工具器具	冲洗、湿抹干净，放规定地点	按规定做 □	合格 □
清洁工具	清洗干净，放规定处干燥	按规定做 □	合格 □
容器管道	冲洗、湿抹干净，放规定地点	按规定做 □	合格 □
生产设备	湿抹或冲洗，标志符合状态要求	按规定做 □	合格 □
工作场地	湿抹或湿拖干净，标志符合状态要求	按规定做 □	合格 □
废弃物	清离现场，放规定地点	按规定做 □	合格 □
地漏	冲洗干净，水封够水量	按规定做 □	合格 □
工艺文件	与续批产品无关的清离现场	按规定做 □	合格 □
注：符合规定在“□”中打“√”，不符合规定则清场至符合规定后填写。			
清场时间	年　月　日　班		
清场人员			
QA 签名	年　月　日　班		
检查合格发放“清场合格证”，“清场合格证”粘贴处			
备注：			

3. 生产工艺管理要点

（1）洗瓶操作室洁净度按 10 万级要求，灭菌后安瓿在 1 万级洁净度下保存。

（2）洗瓶机使用后应保持干燥，避免生锈。

（3）洗瓶过程中应经常检查洗涤质量。

4. 质量控制关键点

（1）外观检查。

（2）洁净度检查。

5. 设备常见故障及排除方法

设备故障发生原因及排除方法见表 3-7 和表 3-8。

表 3-7　QXC 型安瓿超声波清洗机故障发生原因及排除方法

<table>
<tr><th colspan="2">故障现象</th><th>发生原因</th><th>排除方法</th></tr>
<tr><td rowspan="8">机器停止运转</td><td>循环水压力检测红灯亮</td><td>1. 循环水控制阀未开启或开启不够
2. 管接头漏水
3. 过滤器堵塞
4. 过滤器上的排水口开启</td><td>1. 开启循环水控制阀
2. 检查接头及接口，使之不漏
3. 更换过滤器
4. 关闭过滤器上的排水口</td></tr>
<tr><td>喷淋水压力检测红灯亮</td><td>喷淋水控制阀未开启或开启不够</td><td>开启喷淋水控制阀</td></tr>
<tr><td>新鲜水压力检测红灯亮</td><td>1. 外加新鲜水压力不够
2. 过滤器堵塞
3. 控制阀电磁阀损坏
4. 新鲜水控制阀未开启或开启不够</td><td>1. 增大外加新鲜水压力
2. 更换过滤器
3. 检修或更换电磁阀
4. 开启新鲜水控制阀</td></tr>
<tr><td>压缩空气压力检测红灯亮</td><td>1. 外加气压不够
2. 过滤器堵塞
3. 压缩空气控制阀未开启或开启不够</td><td>1. 加大外加气压
2. 更换过滤器
3. 开启压缩空气控制阀</td></tr>
<tr><td>超声波检测红灯亮</td><td>1. 超声波启动开关未接通
2. 高频发生器损坏</td><td>1. 接通启动开关
2. 维修人员根据线路检修</td></tr>
<tr><td>隧道安瓿过多红灯亮</td><td>烘干消毒隧道入口处安瓿挤塞</td><td>清除烘干消毒隧道内挤塞的安瓿或调整进口限位开关</td></tr>
<tr><td>灌封安瓿过多红灯亮</td><td>灌封机进口处安瓿挤塞</td><td>清除灌封机前挤塞的安瓿</td></tr>
<tr><td>机器停止运转而无红灯亮</td><td>1. 主机过载
2. 过流继电器跳开</td><td>1. 用手转动主电机手轮，找出过载原因，并排除掉
2. 合上主机回路过流继电器</td></tr>
<tr><td colspan="2">清洗破瓶较多</td><td>1. 进瓶导向压力调整不当
2. 退瓶吹气调整不当
3. 进瓶分瓶架与通道间隙调节不当
4. 出瓶翻瓶叉与烘箱对接不好</td><td>1. 调整导入凸轮瓶轮，使其符合进瓶要求
2. 调整吹气大小，使瓶刚好退至出瓶槽底部
3. 调节分瓶架角度及间隙
4. 调节主机高度及相对位置</td></tr>
<tr><td colspan="2">水槽内浮瓶较多</td><td>1. 喷淋槽堵塞
2. 退瓶吹气压力过大</td><td>1. 拍打喷淋槽或拆下喷淋槽上的网孔板进行清洗
2. 调整吹气大小</td></tr>
<tr><td colspan="2">清洗洁净度不够</td><td>1. 喷嘴或喷管堵塞
2. 过滤芯堵塞或泄漏</td><td>1. 用细针清除喷嘴或喷管内异物
2. 清洗或更换过滤器</td></tr>
</table>

表 3-8 SGZ 型远红外加热杀菌干燥机常见故障及排除方法

故障现象	发生原因	排除方法
安瓿在输送带上排列松散，两侧有倒瓶现象	1. 控制走带的接近开关没调好 2. 限位螺钉调节不当，使输送带过于频繁启动	调节接近开关和限位螺钉的位置，使接近开关与磁感应板距离拉长，增加弹片阻力
安瓿在进口段上排列太紧，挤瓶、破瓶现象增加	1. 控制走带的接近开关已坏或位置没调好 2. 限位螺钉调节不当	1. 更换接近开关 2. 调节接近开关或限位螺钉的位置，使接近开关与磁感应板距离缩短，以减少弹片阻力
输送带停止输送	1. 隧道内安瓿过多 2. 灌封机与洗瓶机速度不一致	1. 清除弹片处周围的部分安瓿，拨动弹片，使它恢复原状 2. 适当提高灌封速度或降低洗瓶速度
启动“日间操作”按钮，层流指示灯不亮，机器自动停机	1. 控制层流风速的接近开关出现故障 2. 过滤器堵塞，层流风速达不到规定值	1. 检查电气故障 2. 更换过滤器
隧道内洁净度达不到 100 级	1. 过滤器失效 2. 过滤器与机器密封不严 3. 排风机排风量调节不当 4. 其他环境原因	1. 更换过滤器 2. 检查密封是否严密 3. 排风机风门应调节适中 4. 检查进口层流段时层流风压应为正压，避免室内空气进入隧道
两侧垂直输送带出现“上爬”现象	1. 垂直输送带张紧不够 2. 隧道内两侧有倒瓶	1. 调整弹片张力或拆除部分输送带 2. 清除隧道内倒瓶，按故障 1 处理
烘箱温度达不到设定温度	1. 控温系统电气故障 2. 石英加热管损坏	1. 排除控温故障 2. 更换损坏的加热管
隧道内瓶子出现“爬瓶”现象	后工序单机（如灌封机）的限位开关位置不合适，使瓶子阻力大	调整好限位开关位置，降低出瓶阻力

6. 质量判断

（1）外观光亮、洁净、无花斑。

（2）洁净度检查：抽取 100 支灭菌后安瓿，进行洁净度检查，合格的安瓿应光洁，不得有纤维、白点、异物、玻璃，要求合格率不低于 96%。

（3）无菌度检查：符合要求。

（4）安瓿破损率：应符合内控要求。

任务考核

<table>
<tr><th>考核内容</th><th colspan="2">技能要求</th><th>分值</th></tr>
<tr><td rowspan="2">生产前准备</td><td>生产工具准备</td><td>1. 检查核实清场情况，检查清场合格证
2. 对设备状况进行检查，确保设备处于合格状态
3. 对生产用的工具的清洁状态进行检查</td><td rowspan="2">10</td></tr>
<tr><td>物料准备</td><td>按生产指令领取安瓿，核对检验报告单、规格、批号</td></tr>
<tr><td>清洗灭菌操作</td><td colspan="2">1. 按操作规程开启安瓿清洗机及各阀门，对安瓿进行清洗
（1）正确开启各阀门
（2）正确启动设备，并调整至适当速度
2. 按操作规程开启杀菌干燥机，对安瓿进行干燥灭菌
（1）设定工作温度
（2）检查进出口层流风速
（3）正确选择各开关进行灭菌
3. 按以下顺序停止设备
（1）安瓿清洗机。关闭主机、加热装置、水泵及各阀门
（2）杀菌干燥机。按“日间停机”按钮，待内部温度下降至100 ℃以下，关闭电源</td><td>50</td></tr>
<tr><td>质量控制</td><td colspan="2">外观光亮、洁净、无花斑，洁净度检查和无菌度检查合格</td><td>10</td></tr>
<tr><td>记录</td><td colspan="2">岗位操作记录填写准确完整</td><td>10</td></tr>
<tr><td>生产结束清场</td><td colspan="2">1. 作业场地清洁
2. 工具和容器清洁
3. 生产设备的清洁
4. 清场记录</td><td>10</td></tr>
<tr><td>其他</td><td colspan="2">正确回答考核人员的提问</td><td>10</td></tr>
</table>

思考题

（1）洁净度检查时，发现有纤维应考虑哪一环节被污染？

（2）洁净度检查时，发现有小白点应考虑哪一环节被污染？

（3）QXC 型安瓿超声波清洗机开机前应做哪些准备工作？

（4）QXC 型安瓿超声波清洗机停机应如何操作？

（5）清洗破瓶较多的原因有哪些？怎样排除？
（6）水槽内浮瓶较多的原因有哪些？怎样排除？
（7）从哪些方面来判断安瓿的清洗质量？
（8）安瓿的无菌检查不合格，应从哪几方面考虑？
（9）若安瓿灭菌后没有冷却到室温，会产生什么影响？
（10）隧道内洁净度达不到100级，其原因有哪些？
（11）杀菌干燥机内温度达不到设定温度的原因有哪些？怎样排除？
（12）安瓿在输送带上排列松散，两侧有倒瓶现象时，怎样排除？

任务二 配液&滤过操作

任务准备

一、小容量注射剂的配制

1. 原辅料的准备与投料

供注射剂生产所用原料必须符合《药典》及国家有关对注射原料质量标准的要求，达到注射用规格。辅料也应符合《药典》或国家其他有关质量标准。

生产中按处方计算投料用量时应考虑以下因素：

（1）注射剂灭菌后含量是否下降，若下降，应酌情增加投料量。

（2）原料中含有结晶水时，应进行换算。如5%葡萄糖应按无水葡萄糖计算，含一个结晶水的葡萄糖按5.05%～5.51%计算投料量。

（3）实际配液量须包括应增加的装量。为保证注射用量不少于标志量，《药典》规定，灌装标志装量为50 mL以下的注射液时，应适当增加装量，以保证每次注射用量。增加装量规定见表3-9。

表 3-9　注射液的装量增加表

mL

标志装量	增加量	
	易流动液	黏稠液
0.5	0.10	0.12
1	0.10	0.15
2	0.15	0.25
5	0.30	0.50
10	0.50	0.70
20	0.60	0.90
50	1.00	1.50

（4）理论、实际配置体积的计算。

① 原料不纯时折合投料的计算公式为

$$原料实际用量=\frac{原料理论用量\times 成品标志量\%}{原料实际含量}$$

$$原料理论用量=实际配液量\times 成品含量\%$$

$$实际配液数=实际灌注量+实际灌注时耗损量$$

② 含有结晶水或纯药物投料的计算公式为

$$原料用量=\frac{实际原料的相对分子质量}{处方规定原料的相对分子质量}\times 原料理论用量\times \frac{成品标志量\%}{实测原料含量}$$

2. 配制用具的选择与处理

常用装有搅拌器的夹层锅配液，以便加热或冷却。配制用具的材料有玻璃、耐酸碱搪瓷、不锈钢、聚乙烯等。配制浓的盐溶液不宜选用不锈钢容器；需加热的药液不宜选用塑料容器。配制用具使用前要用硫酸清洁液或其他洗涤剂洗净，并用新鲜注射用水荡洗或灭菌后备用。操作完毕后立即刷洗干净。

3. 配制方法

一般有浓配法和稀配法两种。将全部药物加入部分溶剂中配成浓溶液，加热或冷藏后过滤，然后稀释至所需浓度，此谓浓配法，此法可滤除溶解度小的杂质。将全部药物加入所需溶剂中，一次配成所需浓度，再行过滤，此谓稀配法，此法可用于优质原料。

4. 注意事项

（1）配制注射液时应在洁净的环境中进行，一般不要求无菌，但所用器具及原料附加剂应尽可能无菌，以减少污染。

（2）配制剧毒药品注射液时，严格称量与校核，并谨防交叉污染。

（3）对不稳定的药物更应注意调配顺序（先加稳定剂或通惰性气体等），有时要控制温度与避光操作。

（4）对于不易滤清的药液可加0.1%～0.3%活性炭处理，小量注射液可用纸浆混炭处理。活性炭常选用一级针用炭或“767”型针用炭，可确保注射液质量。使用活性炭时还应注意其对如生物碱盐等药物的吸附作用，要通过加炭前后药物含量的变化，确定能否使用。活性炭在酸性溶液中吸附作用较强，最高吸附能力可达1∶0.3，在碱性溶液中有时出现“胶溶”或脱吸附，反而使溶液中杂质增加，故活性炭最好用酸碱处理并活化后使用。

（5）配制油性注射液，常将注射用油先经150 ℃干热灭菌1～2 h，冷却至适宜温度（一般在主药熔点以下20～30 ℃），趁热配制、过滤（一般在60 ℃以下），温度不宜过低，否则黏度增大，不易过滤。溶液应进行半成品质量检查（如pH值、含量等），合格后方可过滤。

二、注射液的过滤

滤过是保证注射剂的澄明度的关键工序，是制备注射剂的关键操作之一。由于不同的滤器性能不同，为达到最佳滤过效果，应根据实际生产情况合理选择。

注射剂生产中常用的滤器有以下几种：

1. 垂熔玻璃滤器

垂熔玻璃滤器包括垂熔玻璃漏斗、滤器及滤棒三部分，在注射剂生产中常用作精滤或膜滤前的预滤。按过滤介质的孔径分为1～6号，生产厂家不同，型号也不同，见表3-10。在型号的选择上，以上海玻璃厂和长春玻璃厂为例，3号和G2号多用于常压过滤，4号和G3号多用于减压或加压过滤，6号及G5、G6号作无菌过滤用。

表 3-10　国产垂熔玻璃滤器规格比较

μm

上海玻璃厂		长春玻璃厂		天津滤器厂	
滤器号	滤板孔径	滤板号	滤板孔径	滤棒号	滤棒孔径
1	80 ~ 120	G1	20 ~ 30	1G1	80 ~ 120
2	40 ~ 80	G2	10 ~ 15	1G2	40 ~ 80
3	15 ~ 40	G3	4.5 ~ 9	1G3	15 ~ 40
4	5 ~ 15	G4	3 ~ 4	1G4	5 ~ 15
5	2 ~ 5	G5	1.5 ~ 2.5	1G5	2 ~ 5
6	<2	G6	<1.5	1G6	<2

垂熔玻璃滤器的优点是化学性质稳定，吸附性低，一般不影响药液的pH值，易洗净，不易出现裂漏、碎屑脱落等现象，但是价格高，脆而易破。使用时可在垂熔漏斗内垫上一稠布或滤纸，可提高滤液的质量，防止污物堵塞滤孔，便于清洗。垂熔漏斗使用前后均要用水抽洗，并以1% ~ 2%硝酸钠硫酸液浸泡处理。过滤操作压力不得超过98.06 kPa（1 kg/cm^2），可热压灭菌。

2. 砂滤棒

国产的砂滤棒主要有两种，一种是硅藻土滤棒，另一种是多孔素瓷滤棒。硅藻土滤棒质地疏松，一般适用于黏度高、浓度大的药液。根据自然滤速分为粗号（500 mL/min 以上）、中号（500 ~ 300 mL/min）、细号（300 mL/min 以下）。注射剂生产常用中号。多孔素瓷滤棒质地致密，滤速比硅藻土滤棒慢，适用于低黏度的药液。

砂滤棒价廉易得，滤速快，适用于大生产中粗滤。但砂滤棒易于脱砂，对药液吸附性强，难清洗，且有改变药液pH值的现象，滤器吸留滤液多。砂滤棒用后要进行处理。

3. 板框式压滤机

板框式压滤机由多个中空滤框和实心滤板交替排列在支架上组成，是一种在加压下间歇操作的过滤设备。此种滤器的过滤面积大，截留的固体量多，且可在各种压力下过滤。可用于黏性大、滤饼可压缩的各种物料的过滤，特别适用于含少量微粒的滤浆。在注射剂生产中，多用于预滤用，也可用作粗滤。缺点是装配和清洗麻烦，容易滴漏。

4. 微孔滤膜过滤器

以微孔滤膜作过滤介质的过滤装置称为微孔滤膜过滤器。常用的有圆盘形和圆筒形两种。圆筒形内有微孔滤膜过滤器若干个，过滤面积大，适用于注射剂的大生产。

微孔滤膜过滤器的优点如下：① 微孔孔径小，截留能力强，有利于提高注射剂的澄明度；② 孔径大小均匀，即使加快速度，加大压力差也不易出现微粒“泄漏”现象；③ 在过滤面积相同、截留颗粒大小相同的情况下，微孔滤膜的滤速比其他滤器（垂熔玻璃漏斗、砂滤棒）快 40 倍；④ 滤膜无介质的迁移，不会影响药液的 pH 值，不滞留药液；⑤ 滤膜用后弃去，不会造成产品之间的交叉感染。微孔滤膜过滤器的缺点是易堵塞，有些滤膜化学性质不理想。

滤膜的理化性质如下：① 热稳定性。纤维素混合酯滤膜在干热 125 ℃以下的空气中稳定，故在 121 ℃热压灭菌不受影响。聚四氟乙烯膜在260 ℃的高温下稳定。② 化学性能。纤维素酯膜适用于药物的水溶液、稀酸和稀碱、脂肪族和芳香族碳氢化合物或非极性液体，不适用于酮类、酯类、乙醚-乙醇混合溶液及强酸、强碱。尼龙膜或聚四氟乙烯膜化学稳定性好，特别是聚四氟乙烯膜，对强酸、强碱和有机溶剂均无影响。

目前使用微孔滤膜生产的品种有葡萄糖大输液、右旋糖酐注射液、维生素（C、B、K 等）、肾上腺素、硫（盐）酸阿托品、盐酸异丙嗪等。对不耐热的产品，可用 0.3 μm 或 0.22 μm 的滤膜作无菌过滤，如胰岛素。

除以上列出的 4 种过滤器外，还有超滤装置、钛滤器、多孔聚乙烯烧结管过滤器等。

在注射剂生产中，一般采用二级过滤，先将药液用常规的滤器如砂滤棒、垂熔玻璃漏斗、板框压滤器或加预滤膜等办法进行预滤后才能使用滤膜过滤，即可将膜滤器串联在常规滤器后作末端过滤之用。但此法还不能达到除菌的目的，过滤后还需灭菌。

任务目标

（1）能按规程使用配液、滤过设备完成配液、滤过操作。

（2）能识别、记录并报告配液、滤过生产中常见、典型的偏差和异常情况，分析偏差和异常情况的原因，提出处理意见。

任务卡

产品名称		生产批号		产品规格	
处方					
计划产量			起始日期		
签发人			执行人		

任务适用岗位及设备介绍

1. 任务适用岗位

注射剂配液工、注射液质量检查工、工艺员。

2. 实训设备

浓配罐、稀配罐、钛滤器、微孔滤膜滤器。

任务实施

批生产指令单

产品名称		产品规格		产品批号	
计划产量： 开始日期：			结束日期：		
要求：			处方：		
签发者：					

1. 注射剂配液岗位职责

（1）严格执行《注射剂配液岗位操作法》《注射剂配液设备标准操作规程》。

（2）负责配制、滤过所用设备的安全使用及日常保养，防止事故发生。

（3）严格执行生产指令，保证配制所用物料名称、数量、质量准确无误，如发现物料的包装不完整，需报告 QA 人员，停止使用。

（4）自觉遵守工艺纪律，保证配制、滤过岗位不发生混药、错药或对药品造成污染。

（5）认真填写生产记录，做到字迹清晰、内容真实、数据完整，不得任意涂改和撕毁。

（6）工作结束或更换品种时应及时按清场标准操作规程做好清场工作，认真填写相应记录。

（7）做到岗位生产状态标志、设备所处状态标志、清洁状态标志清晰明了、准确无误。

2. 注射剂配液岗位操作法

（1）生产前准备

① 检查操作间是否有清场合格标志，是否在有效期内，否则按清场标准操作规程进行清场并经 QA 人员检查合格后，填写清场合格证，才能进入下一步操作。

② 检查设备是否有“合格”标牌、“已清洁”标牌，并对设备状况进行检查，确认正常后，方可使用。

③ 检查工具、容器等是否清洁、干燥。

④ 调节电子天平，领取符合生产指令要求的物料，同时核对品名、数量、规格、质量，做到准确无误，并填写领料单。

⑤ 按《设备、工具消毒规程》对配料罐、容器、过滤器、工具进行消毒。

⑥ 挂运行状态标志，进入生产操作。

（2）生产操作

① 原辅料的准备。

配制前，应准确计算原料的用量，称量时应两人核对。若在制备过程中（如灭菌后）药物含量易下降，应酌情增加投料量，投料量可按下式计算：

$$原料（附加剂）实际用量=\frac{原料（附加剂）理论用量\times成品标志量\%}{原料（附加剂）实际含量}$$

$$原料（附加剂）理论用量=实际配液量\times成品含量\%$$

$$实际配液量=实际灌注量+实际灌注时损耗量$$

注：成品标志量%通常为100%，有些产品因灭菌或储藏期间含量会有所下降，可适当增加投料量（即提高成品标志量的百分数）。含结晶水药物应注意其换算。

② 注射液的浓配。

按《浓配罐标准操作规程》进行配制，配制后的药液按《钛滤器标准操作规程》进行粗滤。

③ 注射液的稀配。

将浓配后的药液泵进稀配罐，按《稀配罐标准操作规程》进行稀配，然后根据《微孔滤膜滤器标准操作规程》精滤药液，保证过滤后的溶液澄明度符合要求。

④ 将过滤后的药液置储罐储存，填写请验单，待化验合格后进行灌封。

（3）清场

① 收集生产剩余物料，标明状态，交中间站，填写退料单。

② 按《设备清洁标准操作规程》《过滤器清洁标准操作规程》《生产工具清洁标准操作规程》对设备、工具、容器进行清洁消毒，按《生产间清场标准操作规程》进行清场，经QA人员检查合格后，发放清场合格证。

（4）记录

如实填写各生产操作记录（见表3-11、表3-12）。

表 3-11　注射液配制记录

<table>
<tr><td colspan="4">批号：</td><td colspan="3">规格：　　　mL/支</td></tr>
<tr><td colspan="4">批量：　　　支</td><td colspan="3">生产日期：</td></tr>
<tr><td colspan="7">操　作　步　骤</td></tr>
<tr><td colspan="4">生产前检查：文件□ 设备□ 现场□ 物料□
检查人：　　　　　复核人：</td><td colspan="3" rowspan="2">“清场合格证”副本及“准产证”粘贴处</td></tr>
<tr><td colspan="2">温度：</td><td colspan="2">相对湿度：</td></tr>
<tr><td colspan="4">配置开始时间：</td><td colspan="3">配置结束时间：</td></tr>
<tr><td rowspan="3">配料</td><td>物料名称</td><td>物料编码</td><td>批号</td><td>检验单号</td><td>复称量</td><td>投料量</td></tr>
<tr><td></td><td></td><td></td><td></td><td></td><td></td></tr>
<tr><td></td><td></td><td></td><td></td><td></td><td></td></tr>
<tr><td rowspan="4">工艺过程</td><td colspan="6">1. 将物料依次投入浓配罐 □
2. 启动浓配罐搅拌电机进行搅拌 □
3. 启动电蒸汽发生器，将蒸汽通入浓配罐夹层 □
4. 将浓配液泵入稀配罐 □
5. 启动稀配罐搅拌电机进行搅拌 □</td></tr>
<tr><td colspan="2">蒸汽加热温度：　　℃</td><td colspan="2">浓配搅拌时间：　　min</td><td colspan="2">稀配搅拌时间：　　min</td></tr>
<tr><td colspan="6">搅拌时间：　　　　　时　分至　时　分</td></tr>
<tr><td colspan="3">操作人：</td><td colspan="3">复核人：</td></tr>
<tr><td rowspan="2">物料平衡</td><td colspan="6">$\frac{\text{移至稀配罐量}+\text{损耗量}+\text{抽样量}}{\text{总投料量}}\times 100\% =$</td></tr>
<tr><td colspan="3">计算人：</td><td colspan="3">复核人：</td></tr>
<tr><td rowspan="5">结料</td><td colspan="2">物料名称</td><td>领用量</td><td>实用量</td><td colspan="2">结余量</td></tr>
<tr><td colspan="2"></td><td></td><td></td><td colspan="2"></td></tr>
<tr><td colspan="2"></td><td></td><td></td><td colspan="2"></td></tr>
<tr><td colspan="2"></td><td></td><td></td><td colspan="2"></td></tr>
<tr><td colspan="3">结料人：</td><td colspan="3">复核人：</td></tr>
<tr><td colspan="7">质量偏差分析：</td></tr>
<tr><td colspan="4">QA 签名：</td><td colspan="3">日期：</td></tr>
<tr><td colspan="7">备注：</td></tr>
</table>

表 3-12　注射液配制工序清场记录

清场前	批号：	生产结束日期：　年　月　日　班	
检查项目	清场要求	清场情况	QA 检查
物料	结料，剩余物料退料	按规定做□	合格□
中间产品	置稀配罐中，挂状态标志	按规定做□	合格□
工具器具	冲洗、湿抹干净，放规定地点	按规定做□	合格□
清洁工具	清洗干净，放规定处干燥	按规定做□	合格□
容器管道	冲洗、湿抹干净，放规定地点	按规定做□	合格□
生产设备	湿抹或冲洗，标志符合状态要求	按规定做□	合格□
工作场地	湿抹或湿拖干净，标志符合状态要求	按规定做□	合格□
地漏	冲洗干净，水封够水量	按规定做□	合格□
废弃物	清离现场，放规定地点	按规定做□	合格□
工艺文件	与续批产品无关的清离现场	按规定做□	合格□
注：符合规定在“□”中打“√”，不符合规定则清场至符合规定后填写。			
清场时间	年　月　日　班		
清场人员			
QA 签名	年　月　日　班		
检查合格发放“清场合格证”，“清场合格证”粘贴处			
备注：			

3. 生产工艺管理要点

（1）注射剂浓配间洁净度按 10 万级、稀配间按 1 万级要求，精滤后药液在 1 万级洁净度下存放；室内相对室外呈正压。

（2）配制所用器具及原料附加剂要求尽可能无菌，以减少污染。

（3）对于不易滤清的药液可加 0.1% ~ 0.3% 活性炭处理，浓配脱炭要冷却到 50 ℃左右再过滤，避免脱吸附。

（4）如使用非水溶剂，设备、工具、容器必须干燥后才能使用。

（5）投料后搅拌时间严格按工艺规定时间执行。

（6）微孔滤膜要做起泡点检查。

4. 质量控制关键点

（1）色泽。

（2）含量。

（3）pH 值。

（4）澄明度。

5. 质量判断

色泽、含量、pH 值、澄明度检查应符合药典或企业内控要求。

任务考核

考核内容	技能要求		分值
生产前准备	生产工具准备	1. 检查核实清场情况，检查清场合格证 2. 对设备状况进行检查，确保设备处于合格状态 3. 对计量容器、衡器进行检查核准 4. 对生产用的工具的清洁状态进行检查	10
	物料准备	1. 按生产指令领取生产原辅料 2. 按生产工艺规程制定标准核实所用原辅料（检验报告单、规格、批号）	
配制	投料量计算	正确计算原辅料的投料量	10
	配制操作	1. 正确使用天平称量原辅料 2. 按正确步骤投料 3. 正确启动电蒸汽发生器、搅拌桨 4. 按正确步骤将浓配液泵入稀配罐，并进行稀配操作 5. 正确使用微孔滤膜滤器进行精滤	40
质量控制	色泽、澄明度检查应符合《药典》要求		10
记录	岗位操作记录填写准确完整		10
生产结束清场	1. 作业场地清洁 2. 工具和容器清洁 3. 生产设备的清洁 4. 清场记录		10
其他	正确回答考核人员的提问		10

思考题

（1）不同品种的配液的搅拌时间相同吗？应该如何确定？

（2）配液及储液容器的灭菌能否只用一种灭菌剂？

（3）防止药物氧化，可加入金属络合剂，应在什么时候加入，是在药物溶解前还是溶解后？

（4）药物从配液到灭菌应在多长时间内结束，为什么？

（5）为什么浓配脱炭，要降至50 ℃左右再过滤？

（6）微孔滤膜为什么要进行起泡点的测定？

任务三　灌封操作

任务准备

一、注射剂的灌封

灌封是注射剂生产中保证无菌的最关键操作，是将检验合格的滤液，定量地灌装到安瓿中并封闭的过程。灌封包括灌注药液和封口两步。灌封操作分为两种：手工灌封和机械灌封。手工灌封常用于小试，药厂批量生产多采用全自动灌封机，如图3-6、图3-7所示。安瓿自动灌封机因封口方式不同而区分，但它们灌注药液均由下列动作协调进行：安瓿传送至轨道，灌注针头上升、药液灌装并充气，封口，再由轨道送出产品。灌液部分装有自动止灌装置，当灌注针头降下而无安瓿时，药液不再输出。

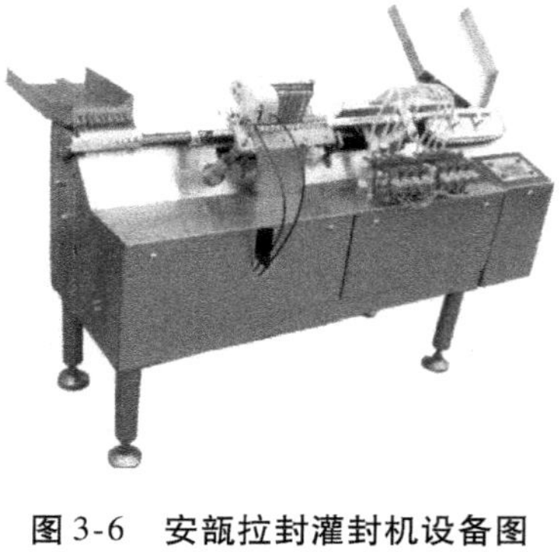

图3-6　安瓿拉封灌封机设备图

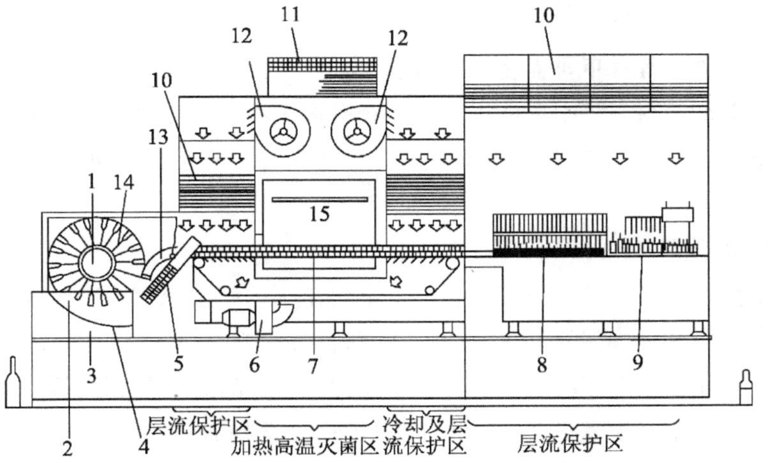

1—转鼓；2—超声波清洗槽；3—电热；4—超声波发生器；5—进瓶斗；6—排风机；7—输送网带；8—充气灌装；9—拉丝封口；10—高效过滤器；11—中效过滤器；12—风机；13—出瓶口；14—水气喷头；15—加热元件

图 3-7　安瓿洗烘灌封联动机组示意图

按照 GMP 要求，灌封室是注射剂制备的关键区域，洁净度应达到 1 万级。注射液灌封前的初滤、精滤过程均为密闭系统。药液从溶解到灭菌不得超过 12 h，灌封后应在 4 h 内灭菌。目前注射剂生产多采用洗、灌、封联动机，实现了自动化生产，提高了生产效率和成品质量。

灌装药液时应注意：

（1）剂量准确。注射剂灌装时要求剂量准确，为了保证注射用量不少于标志量，应按《药典》现行版附录要求适当增加药液量。每次灌注前必须先校正灌注器容量，试灌若干支，按照《药典》规定的“注射剂的装量检查法”进行检查，符合规定后再行灌注；同时还应注意不使灌装针头与安瓿颈内壁碰撞，以防玻璃屑落入安瓿中。

（2）药液不沾瓶。为防止灌注器针头“挂水”，活塞中心常有毛细孔，可使针头挂的水滴缩回并调节灌装速度，过快时药液易溅至瓶壁而沾瓶。

（3）通惰性气体时既要使安瓿空间空气除尽，又不得有药液溅至瓶颈。一般采用空安瓿先充惰性气体，灌装药液后再充一次效果较好，尽可能驱尽安瓿内的残余空气。

二、灌封过程中可能出现的问题

注射剂灌封过程中可能出现的问题有剂量不准，封口不严（毛细孔），出现扁头、尖头、泡头、焦头、瘪头、断头等。常见的问题及解决方法如下：

1. 装量问题

装量不稳定，且调整装量螺母也不起作用。产生原因可能是灌药器芯与外套不严密；弹簧弹力不均匀；灌药器在套筒内不固定。解决方法如下：更换配套且严密的灌药器；更换新弹簧；在灌药器与套筒接触处加垫圈或包上胶布，使灌药器在套筒内固定；经常检查调整装量螺母是否松动，并及时清除螺母底部杂物。

2. 安瓿外观质量问题

（1）扁头，即安瓿顶部被夹扁但未被拉丝。产生原因可能是：预热火焰与拉丝火焰均太小；压安瓿轴承转动不灵活或压力太小；个别安瓿壁太厚。解决方法如下：加强前后两组火焰火力；更换新轴承或调整安瓿压架内弹簧，加强压力，使安瓿能正常转动，形成拉丝；清除不合格安瓿。

（2）尖头，即熔封后的安瓿顶部带尖。产生原因可能是：拉丝火焰太小；安瓿拉丝后回火时间太短；拉丝夹底端高于火焰水平中心线距离太大；个别安瓿壁太厚。解决方法如下：加强拉丝火焰强度；调节控制火头凸轮，延长回火时间；调节拉丝夹底端稍高于火焰水平中心线 1 mm 左右的距离（机械正常位置）；清除不合格安瓿。

（3）泡头，即熔封后安瓿顶部形成明显大泡，容易破碎。产生原因可能是：拉丝火焰太强；安瓿拉丝后回火时间过长；拉丝夹底部稍低于火焰水平中心线，虽能熔封但易形成小泡头。解决方法如下：减弱拉丝火焰强度；缩短拉丝后安瓿的回火时间；调节拉丝夹与火焰水平中心线到正常距离。

（4）瘪头，即熔封后安瓿顶部形成凹陷。产生原因可能是：安瓿在拉丝过程中先形成泡头后冷却收缩；加热火焰过小不能烤干安瓿壁上的一些微小水汽，这些低温水汽使新形成的安瓿顶部圆弧受冷收缩而形成瘪头。解决方法如下：按解决泡头的方法进行处理；加强加热火焰，使安瓿颈部全面受热，使微小水汽尽早挥发。

（5）断头，指安瓿顶部未封住。产生原因可能是：机械原因；过度泡头；过度瘪头。解决方法如下：调整拉丝夹与火焰水平中心线到正常距离；按泡头和瘪头方法进行处理。

3. 安瓿焦头问题

焦头是指安瓿颈部药液在熔封过程中被烧焦形成焦化斑点，灯检时被剔除。产生安瓿颈部粘有药液的原因可能是针头位置不正；针头进入安瓿内位置太深或太浅，导致灌药时药液溅到或反喷到颈壁上；针头在退出安瓿时，针头余滴粘到颈壁上；针头灌药时行程不正确。解决或改进方法如下：调整针头固定螺栓，使针头在灌药时处于安瓿口正中央位置；针头最尖端改成三孔或两孔出药并在灌药时伸至安瓿曲颈下 1 ～ 2 mm 即可；在进药管路上并连一缓冲球，一端用四通与药管连接，另一端封闭，球内存 2/3 体积药液，或在进药管路上夹一可调夹，对进药量进行控制，从而可避免针头余滴现象，用此方法，既可克服灌药时药液四溅，又可减少针头余滴现象；调整灌药凸轮，在针头伸到安瓿曲颈处开始灌注，在针头提起前停止灌注，避免针头在运动过程中药液对颈壁的黏附。

任务目标

（1）能按规程使用洗瓶机清洗分装容器，能按规程使用隧道烘箱完成分装容器的干燥灭菌操作。

（2）能按规程辨别并剔除分装容器的不合格品。

（3）能识别清洗、灭菌操作中常见、典型的偏差和异常情况。

（4）能分析偏差和异常情况的原因，报告并提出处理意见。

任务卡

<table>
<tr><td>产品名称</td><td></td><td>生产批号</td><td></td><td>产品规格</td><td></td></tr>
<tr><td>处方</td><td colspan="5"></td></tr>
<tr><td>计划产量</td><td colspan="2"></td><td>起始日期</td><td colspan="2"></td></tr>
<tr><td>签发人</td><td colspan="2"></td><td>执行人</td><td colspan="2"></td></tr>
</table>

任务适用岗位及设备介绍

1. 任务适用岗位

注射液灌封人员、灌封质量检查人员、工艺员。

2. 实训设备

ALG6 型拉丝灌封机。

任务实施

批生产指令单

产品名称		产品规格		产品批号	
计划产量： 开始日期：			结束日期：		
要求：			处方：		
签发者：					

1. 灌封岗位职责

（1）严格执行《灌封岗位操作法》《ALG6 型拉丝灌封机标准操作规程》。

（2）负责灌封所用设备的安全使用及日常保养，防止事故发生。

（3）严格执行生产指令，保证灌封质量达到规定质量要求。

（4）自觉遵守工艺纪律，保证灌封装量及封口质量达到规定要求，避免药品污染。

（5）真实及时填好生产记录，做到字迹清晰、内容真实、数据完整，不得任意涂改和撕毁，做好交接记录，顺利进入下一道工序。

（6）工作结束或更换品种时应及时做好清洁卫生并按有关规程进行清场工作，认真填写相应记录。

（7）做到岗位生产状态标志、设备所处状态标志、清洁状态标志清晰明了、准确无误。

2. 灌封岗位操作法

（1）生产前准备

① 检查操作间是否有清场合格标志，并在有效期内，否则按清场标准操作规程进行清场并经 QA 人员检查合格后，填写清场合格证，才能进行下一步操作。

② 检查设备是否有“合格”标牌及“已清洁”标牌，且在有效期内。

③ 领取校正后的注射器。

④ 按灌封机标准操作规程检查设备是否正常，并安装活塞和灌注器。

⑤ 按《灌封设备消毒规程》对设备、所用容器进行消毒。

⑥ 挂运行状态标志，进入灌封操作。

（2）灌封操作

① 开启控制箱的主开关，显示主电源接通的绿信号灯亮。

② 根据人机界面的提示逐步操作。

③ 根据每分钟的产量调节走瓶速度。

（3）生产结束

① 按下主机停机按钮，主机驱动信号灯灭，主机停止运转；

② 停机后将机器外表的水渍、污渍擦拭干净；

③ 收集中间产品挂上标签，标明状态，交中间站，做好交接工作；

④ 按《灌封设备清洁操作规程》清洗消毒设备，按《灌封间清场标准操作规程》进行清场，经 QA 人员检查合格，发清场合格证。

（4）记录

如实填写各生产操作记录（见表 3-13、表 3-14）。

表 3-13　注射剂灌封操作记录

<table>
<tr><td>批　号</td><td colspan="3"></td><td>规　格</td><td colspan="3"></td></tr>
<tr><td>批　量</td><td colspan="3"></td><td>日　期</td><td colspan="3"></td></tr>
<tr><td colspan="4">生产前检查：文件□ 设备□ 现场□
物料□ 药液在储存期内□
检查人：　　　　复核人：</td><td colspan="4">“清场合格证”副本及“准产证”粘贴处</td></tr>
<tr><td rowspan="9">灌封工艺过程</td><td colspan="3">灌封开始时间：　日　时　分</td><td colspan="4">灌封结束时间：　日　时　分</td></tr>
<tr><td>日期</td><td>班次</td><td>室温</td><td>相对湿度</td><td>灌封数量</td><td>操作人</td><td>复核人</td></tr>
<tr><td></td><td></td><td></td><td></td><td>盘</td><td></td><td></td></tr>
<tr><td></td><td></td><td></td><td></td><td>盘</td><td></td><td></td></tr>
<tr><td></td><td></td><td></td><td></td><td>盘</td><td></td><td></td></tr>
<tr><td></td><td></td><td></td><td></td><td>盘</td><td></td><td></td></tr>
<tr><td colspan="3">接受药液总量：　L</td><td colspan="4">备注：</td></tr>
<tr><td>灌封成品量</td><td colspan="2">盘（约　支）</td><td>废品量</td><td colspan="3">约　支</td></tr>
<tr><td colspan="7"></td></tr>
<tr><td>物料平衡</td><td colspan="7">$\frac{\text{灌封成品量（支）}+\text{废品量（支）}}{\text{接受药液总量（L）}+500\text{（支/L）}}\times 100\% =$</td></tr>
<tr><td colspan="8">偏差分析：</td></tr>
<tr><td colspan="8">QA 签名：　　　　　　　　日期：</td></tr>
<tr><td colspan="8">备注：</td></tr>
</table>

表 3-14　灌封工序清场记录

清场前	批号：	生产结束日期：　年　月　日　班	
检查项目	清场要求	清场情况	QA 检查
物料	结料，剩余物料退料	按规定做□	合格□
中间产品	置稀配罐中，挂状态标志	按规定做□	合格□
工具器具	冲洗、湿抹干净，放规定地点	按规定做□	合格□
清洁工具	清洗干净，放规定处干燥	按规定做□	合格□
容器管道	冲洗、湿抹干净，放规定地点	按规定做□	合格□

续表

生产设备	湿抹或冲洗，标志符合状态要求	按规定做□	合格□
工作场地	湿抹或湿拖干净，标志符合状态要求	按规定做□	合格□
地漏	冲洗干净，水封够水量	按规定做□	合格□
废弃物	清离现场，放规定地点	按规定做□	合格□
工艺文件	与续批产品无关的清离现场	按规定做□	合格□
注：符合规定在“□”中打“√”，不符合规定则清场至符合规定后填写			
清场时间：　　　　　　　　　　　　年　月　日　班			
清场人员：			
QA 签名：　　　　　　　　　　　　年　月　日　班			
检查合格发放“清场合格证”，“清场合格证”粘贴处			
备注：			

3. 生产工艺管理要点

（1）灌封操作室洁净度按 1 万级要求，灌封部位局部达到 100 级；室内相对室外呈正压，温度 18 ～ 26 ℃，相对湿度 45% ～ 65%。

（2）灌封时要经常抽查装量及封口质量，封口不得有炭化、封口不严等；QA 定时抽查澄明度。

（3）收集灌封后安瓿的容器应有标签，标签上应标明品名、规格、批号、生产日期、灌封人、灌封序号，防止发生混药、混批。

4. 质量控制关键点

（1）外观。

（2）装量。

（3）澄明度。

5. 常见问题及处理方法

（1）封口不严。多为火焰调节不到位所致，应调整火焰，并检查夹子的灵活性。

（2）装量不准确。装量可能出现偏高、偏低现象，可能因注射器容量调节不准确，也可能因操作一定的时间后注射器螺丝松动所致，应经常抽查，及时调整。

（3）焦头。产生焦头的原因有灌药时给药太急，溅起药液在安瓿壁上，封口时形成炭化点；针头往安瓿里注药后，针头不能立即回药，尖端还带有药液水珠；针头安装不正，尤其是安瓿往往粗细不匀，给药时药液沾瓶；压药与针头打药的行程配合不好，造成针头刚进瓶口就注药或针头临出瓶时才注完药液；针头升降轴不够润滑，针头起落迟缓等。应分析原因，加以调整。

6. 质量判断

（1）外观。封口应严密光滑，不得有尖头、瘪头、泡头、焦头等。

（2）装量。灌装量比标志量略多，需增加的装量及装量差异限度参照《药典》规定。

（3）需填充惰性气体的药物，应检查残氧量，应小于0.1%。

（4）含量、pH值按药典或企业内控标准检查。

任务考核

考核内容	技能要求		分值
生产前准备	生产工具准备	1. 检查核实清场情况，检查清场合格证 2. 对设备状况进行检查，确保设备处于合格状态 3. 对生产用的工具的清洁状态进行检查	10
	物料准备	1. 按生产指令领取生产原辅料 2. 按生产工艺规程制定标准核实所用原辅料（检验报告单、规格、批号）	
灌封操作	1. 按设备操作SOP调整移动齿板、进料斗拦板、针头的位置，并预调装量 2. 手动盘车，观察机器各部位运转是否协调 3. 按正确步骤调火 4. 做好开机前准备工作后启动设备，并调节走瓶速度 5. 经常抽查装量，并做出相应调整 6. 按正确步骤关闭机器 7. 收集中间产品，挂上标签并标明状态		50
质量控制	封口严密光滑，装量符合《药典》要求		10
记录	岗位操作记录填写准确完整		10

续表

考核内容	技能要求	分值
生产结束清场	1. 作业场地清洁 2. 工具和容器清洁 3. 生产设备的清洁 4. 清场记录	10
其他	正确回答考核人员的提问	10

思考题

（1）产生焦头的原因有哪些？应如何处理？

（2）产生泡头的原因有哪些？应如何处理？

（3）产生尖头的原因有哪些？应如何处理？

（4）造成安瓿封口不严的原因有哪些？应如何解决？

（5）出现装量不合格的原因有哪些？

任务四 灭菌＆检漏操作

任务准备

一、注射剂的灭菌

为了保证产品的无菌，除采用无菌操作生产的注射剂外，一般必须在灌封后 4 h 内对注射液进行灭菌操作。注射液的灭菌目的是杀灭微生物，以保证用药安全；避免药物的降解，以免影响药效。注射剂从配制到灭菌必须在规定时间内（12 h）完成。为了保证药液的稳定，灭菌方法需根据具体品种的药物性质来选择。凡对热稳定的产品，可采用 115 ℃热压灭菌 30 min；以油为溶剂的注射剂，选用干热灭菌；对热不稳定，在避菌条件较好的情况下生产的溶液型注射剂，一般 1 ～ 5 mL 安瓿采用流通蒸汽 100℃灭菌30 min、10 ～ 20 mL 安瓿采用流通蒸汽 100 ℃灭菌 45 min。灭菌时间还可根据药物对热的稳定性和工艺条件等情况延长或缩短，但必须

要求按灭菌效果 F_0 值大于 8 进行验证。

灭菌操作时，相同品种不同批号或相同色泽不同品种的注射剂不得在同一灭菌区内同时灭菌，以免混药。

二、注射剂的检漏

为了保证用药安全性，注射剂灭菌后必须进行检漏。因为若安瓿未严密熔合，有毛细孔或微小裂缝存在，则药液易被微生物与污物污染或药物泄漏，污损包装。检漏一般采用灭菌和检漏两用的灭菌锅将灭菌、检漏结合进行。具体操作：灭菌后待温度稍降，抽气至真空度 85.3 ~ 90.6 kPa，再放入有色溶液（0.05% 曙红或亚甲蓝）及空气，由于漏气安瓿中的空气被抽出，当空气放入时，有色溶液即借大气压力压入漏气安瓿内而被检出。深色注射液不易观察，检漏时可将安瓿倒置进行热压灭菌，灭菌时安瓿内气体膨胀，将药液从漏气的细孔挤出，使药液减少或成空安瓿而剔除。此外，还可用仪器检查安瓿裂隙。

任务目标

（1）使用灭菌器和检漏器完成灭菌检漏操作。

（2）识别灭菌、检漏操作中常见偏差和异常情况。

（3）分析偏差和异常情况的原因，报告并提出处理意见。

任务卡

产品名称		生产批号		产品规格	
处方					
计划产量			起始日期		
签发人			执行人		

任务适用岗位及设备介绍

1. 任务适用岗位

小容量安瓿灭菌人员、灭菌及检漏质量检查人员、工艺员。

2. 实训设备

XGI ·X 小型电热灭菌器。

任务实施

批生产指令单

<table>
<tr><td>产品名称</td><td></td><td>产品规格</td><td></td><td>产品批号</td><td></td></tr>
<tr><td colspan="6">计划产量：</td></tr>
<tr><td colspan="3">开始日期：</td><td colspan="3">结束日期：</td></tr>
<tr><td colspan="3">要求：</td><td colspan="3">处方：</td></tr>
<tr><td colspan="6">签发者：</td></tr>
</table>

1. 灭菌、检漏的岗位职责

（1）严格执行《灭菌、检漏岗位操作法》《灭菌设备标准操作规程》。

（2）严格执行生产指令，及时灭菌，不得延误。

（3）负责灭菌所用设备的安全使用及日常保养，防止事故发生。

（4）自觉遵守工艺纪律，保证灭菌岗位不发生混药、错药或对药品造成污染。

（5）真实、及时填好生产记录，做到字迹清晰、内容真实、数据完整，不得任意涂改和撕毁，做好交接记录，顺利进入下一道工序。

（6）工作结束或更换品种时按《灭菌、检漏间清场标准操作规程》进行清场，并填写相应记录。

（7）做到岗位生产状态标志、设备所处状态标志、清洁状态标志清晰明了、准确无误。

2. 灭菌、检漏的岗位操作法

（1）生产前的准备

① 检查操作间是否有清场合格标志，并在有效期内，否则按清场标

准操作规程进行清场并经 QA 人员检查合格后，填写清场合格证，才能进行下一步操作。

② 检查设备是否有“合格”标牌、“已清洁”标牌，且在有效期内。

③ 检查所有的计量器具、压缩空气过滤器、灭菌器是否处于正常工作状态，关闭手动安全阀。

④ 挂运行状态标志，进入灭菌操作。

（2）灭菌操作

按《灭菌器标准操作规程》对产品进行灭菌。

（3）灭菌结束

① 按《灭菌器标准操作规程》取出产品，关闭灭菌器。

② 将灭菌产品置淋洗排管下，用约 50 ℃的温水淋洗，直至外瓶洁净，然后推入灯检室。

③ 按《灭菌检漏间清场标准操作规程》进行清场，按《灭菌柜清洁标准操作规程》对设备进行清洁，经 QA 人员检查合格后发清场合格证。

（4）记录

如实填写各生产操作记录（见表 3-15、表 3-16）。

表 3-15　注射剂灭菌检漏操作记录

批　号		规　格	
批　量		日　期	
操作步骤			
生产前检查：文件□ 设备□ 现场□ 物料□ 检查人：　　　　复核人：		“清场合格证”副本及“准产证”粘贴处	
灌封工艺过程	灭菌开始时间：　日　时　分	灭菌结束时间：　日　时　分	
	灭菌温度：	灭菌压力：	
	灭菌时间：	冲洗时间：	
	操作人：	复核人：	

续表

<table>
<tr><td rowspan="9">灌封工艺过程</td><td>班次</td><td>灭菌数量</td><td>设备运行情况</td><td>操作人</td><td>复核人</td></tr>
<tr><td></td><td>盘</td><td>设备运行正常□ 设备运行不正常□</td><td></td><td></td></tr>
<tr><td></td><td>盘</td><td>设备运行正常□ 设备运行不正常□</td><td></td><td></td></tr>
<tr><td></td><td>盘</td><td>设备运行正常□ 设备运行不正常□</td><td></td><td></td></tr>
<tr><td></td><td>盘</td><td>设备运行正常□ 设备运行不正常□</td><td></td><td></td></tr>
<tr><td></td><td>盘</td><td>设备运行正常□ 设备运行不正常□</td><td></td><td></td></tr>
<tr><td></td><td>盘</td><td>设备运行正常□ 设备运行不正常□</td><td></td><td></td></tr>
<tr><td colspan="5">灭菌检漏总数量： 盘（约 支）</td></tr>
<tr><td colspan="5">将灭菌检漏完成的安瓿移交灯检工序□</td></tr>
<tr><td></td><td colspan="2">移交人：</td><td>接收人：</td><td colspan="2">移交时间：</td></tr>
<tr><td colspan="6">备注：</td></tr>
</table>

表 3-16 灭菌检漏工序清场记录

<table>
<tr><td>清场前</td><td>批号：</td><td colspan="2">生产结束日期： 年 月 日 班</td></tr>
<tr><td>检查项目</td><td>清场要求</td><td>清场情况</td><td>QA 检查</td></tr>
<tr><td>物料</td><td>结料，剩余物料退料</td><td>按规定做□</td><td>合格□</td></tr>
<tr><td>中间产品</td><td>清点，送规定地点放置，挂状态标志</td><td>按规定做□</td><td>合格□</td></tr>
<tr><td>工具器具</td><td>冲洗、湿抹干净，放规定地点</td><td>按规定做□</td><td>合格□</td></tr>
<tr><td>清洁工具</td><td>清洗干净，放规定处干燥</td><td>按规定做□</td><td>合格□</td></tr>
<tr><td>容器管道</td><td>冲洗、湿抹干净，放规定地点</td><td>按规定做□</td><td>合格□</td></tr>
<tr><td>生产设备</td><td>湿抹或冲洗，标志符合状态要求</td><td>按规定做□</td><td>合格□</td></tr>
<tr><td>工作场地</td><td>湿抹或湿拖干净，标志符合状态要求</td><td>按规定做□</td><td>合格□</td></tr>
<tr><td>废弃物</td><td>清离现场，放规定地点</td><td>按规定做□</td><td>合格□</td></tr>
<tr><td>工艺文件</td><td>与续批产品无关的清离现场</td><td>按规定做□</td><td>合格□</td></tr>
<tr><td colspan="4">注：符合规定在“□”中打“√”，不符合规定则清场至符合规定后填写。</td></tr>
<tr><td colspan="4">清场时间： 年 月 日 班</td></tr>
<tr><td colspan="4">清场人员：</td></tr>
<tr><td colspan="4">QA 签名： 年 月 日 班</td></tr>
<tr><td colspan="4">检查合格发放“清场合格证”，“清场合格证”粘贴处</td></tr>
<tr><td colspan="4">备注：</td></tr>
</table>

3. 生产工艺及安全管理要点

（1）灭菌操作室洁净度按一般生产区要求。

（2）经常检查计量器具、阀门等是否正常，如发现问题应及时维修或更换。

（3）灌封后的注射剂要立即进行灭菌，不得停留。

（4）灭菌器清洁要彻底，不得发生混药、混批。

（5）药物装锅要倒置，动作要轻。

（6）灭菌时间必须由全部药液温度达到所要求的温度时算起。

（7）灭菌后必须等灭菌器内压降到零时，才可缓慢打开柜门，谨防蒸汽喷出伤人。

4. 质量控制点

根据待灭菌产品的性质，控制灭菌温度、压力、时间，保证灭菌彻底。

任务考核

考核内容	技能要求		分值
生产前准备	生产工具准备	1. 检查核实清场情况，检查清场合格证 2. 对设备状况进行检查，确保设备处于合格状态 3. 检查仪表及阀门，保证其灵敏可靠 4. 对生产用的工具的清洁状态进行检查	20
	物料准备	1. 按生产指令领取生产原辅料 2. 按生产工艺规程制定标准核实所用原辅料（检验报告单、规格、批号）	
灭菌检漏操作	1. 按正确步骤将待灭菌产品放入灭菌室，关闭柜门 2. 正确设定灭菌温度、压力、时间 3. 正确排出冷空气及冷凝水 4. 正确计算灭菌时间 5. 灭菌时间到后正确关闭灭菌器 6. 按正确步骤打开柜门取出灭菌产品		50
记录	岗位操作记录填写准确完整		10
生产结束清场	1. 作业场地清洁 2. 工具和容器清洁 3. 生产设备的清洁 4. 清场记录		10
其他	正确回答考核人员的提问		10

思考题

（1）为什么灭菌器开始加热后要排放冷空气？

（2）灭菌结束能否立即开柜门？应如何操作？

（3）药品灭菌后能用冷水冲洗外瓶吗？

（4）为什么将药品倒置灭菌？

（5）灭菌器的门关不严的原因有哪些？

任务五　灯检操作

任务准备

一、注射剂的质量检查

1. 装量

装样量检查要按《药典》现行版规定方法进行。每支注射液的装量均不得少于其标志量。取样支数视注射液的标志装量而定：2 或 2 mL 以下者，取样 5 支；2 ~ 10 mL 者取样 3 支；10 mL 以上者取样 2 支。开启时注意避免损失，将内容物分别用相应体积经标化的干燥注射器抽尽，在室温下检视；对油溶液或混悬液的注射液装量进行测定时，应先加温摇匀，再用干燥的注射器抽尽，放冷至室温检视。

2. 可见异物

可见异物检查，可以发现生产中的问题，分析来源，采取相应改进措施，以确保用药安全。常用的检查方法有灯检法和光散射法两种，一般采用灯检法。对于灯检法不适用的品种，如液体色泽较深或有色透明容器包装的注射剂应选用光散射法。

（1）灯检法

无色供试品溶液，检查时的光照度应为 1000 ~ 1500 lx；用透明塑料容器包装或有色供试品溶液，光照度应为 2000 ~ 3000 lx；混悬型供试品为便于观察，光照度为 4000 lx。溶液型非静脉用注射液，除另有规定外，取供试品20支（瓶），手持供试品颈部轻轻旋转和翻转容器使药液中存在的可见异物悬浮（注意不使药液产生气泡），用目检视。

（2）光散射法

溶液型非静脉用注射液，除另有规定外，取供试品20支（瓶），凡检测有1次不合格者，用灯检法确认。

结果判定：均不得检出金属屑、玻璃屑、长度或最大粒径超过2 mm纤毛和块状物等明显外来的可见异物，并在旋转时不得检出烟雾状微粒柱。其他可见异物（如2 mm以下的短纤毛及点、块等）如有检出，除另有规定外，应分别符合下列规定：溶液型非静脉用注射液20支（瓶）供试品中，均不得检出可见异物。如检出其他可见异物，应另取20支（瓶）同法复试，初、复试的供试品中，检出其他可见异物的供试品不得超过2支（瓶）。

3. 无菌检查

按《药典》现行版二部无菌检查法项下的方法检查，应符合规定。

4. 热原或细菌内毒素检查

静脉用注射剂按《药典》现行版规定的方法检查，应符合规定。

二、其他检查

鉴别试验、含量测定、pH值测定、杂质检查、溶血检查及安全试验等项目，应根据具体品种按《药典》要求进行检查。

任务目标

（1）使用灯检法检测产品可见异物。

（2）分类放置“合格品”“不合格品”于指定容器内。

（3）识别灯检中常见或典型的异常情况，分析异常情况的原因，提出处理意见。

任务卡

产品名称		生产批号		产品规格	
处方					
计划产量			起始日期		
签发人			执行人		

任务适用岗位及设备介绍

1. 任务适用岗位

小容量注射剂灯检员。

2. 实训设备

YB-Ⅱ型澄明度检测仪。

任务实施

批生产指令单

产品名称		产品规格		产品批号	
计划产量： 开始日期：			结束日期：		
要求：			处方：		
签发者：					

1. 灯检的岗位职责

① 严格执行《灯检岗位操作法》《澄明度检测仪标准操作规程》。

② 严格执行生产指令，按规定程序领取待可见异物检查的产品并进行核对。

③ 严格按注射剂可见异物检查标准操作程序及时保质保量完成可见异物检查生产任务。

④ 可见异物检查过程中严格检查注射剂外观、可见异物，杜绝漏检，确保注射液可见异物符合质量要求。

⑤ 真实及时填好生产记录，做到字迹清晰、内容真实、数据完整，不得任意涂改和撕毁，做好交接记录，顺利进入下一道工序。

⑥ 工作结束或更换品种时按《灯检间清场标准操作规程》进行清场，并填写相应记录。

⑦ 做到岗位生产状态标志、设备所处状态标志、清洁状态标志清晰明了、准确无误。

2. 灯检的岗位操作法

（1）生产前的准备

① 操作人员按《一般生产区更衣管理操作规程》更衣进入岗位。

② 检查灯检室的清洁情况，检查灯检台、灯的完好性及每台灯检台的照度应不低于 1000 lux。

③ 检查设备上有无“已清洁”的状态标志，操作间有无“清场合格证”且都在有效期内。检查灯检所用的容器是否在清洁有效期内。

④ 准备好该批的批生产记录和足够数量的盛装单，以及本岗位的相关设备及岗位操作规程。

⑤ 取下“清场合格证”，贴于待生产产品批生产记录的背面。

⑥ 填写房间状态标志（房间名称、产品品名及规格、产品批号、产量等）。

⑦ 操作人员把设备上的“已清洁”的状态标志换成“正在运行”的状态标志。

⑧ 领取“已灭菌”的注射剂，放入灯检室内的待灯检区，并在货位明显处做“待灯检”的状态标志，摆放整齐。

⑨ 经 QA 现场检查合格后，在批生产记录上签字，允许开始生产。

（2）操作过程

① 操作人员从安瓿盘内取出安瓿，将安瓿轻缓地翻转 360°，使药液回流，并将安瓿移向灯检台的伞棚。

② 操作人员的视线应与安瓿的瓶身在同一水平线上，并距待检品20～25 cm，仔细检查安瓿内药液，检查时限为：1 mL装每次拿4支，每次16 s；2 mL装每次拿4支，每次16 s；5 mL装每次拿4支，每次16 s；10 mL装每次拿3支，每次15 s。

③ 先在黑背景下检查，再移往白背景下检查。

④ 将药液中带有玻璃屑、纤维、点块，装量不符合标准的不良品挑出来，放入指定的收集容器内，在容器表面明显处做“不良品”标志。

⑤ 将瓶身有裂纹、破损、漏药液、浑浊的安瓿剔除放入指定容器内，在容器表面明显处做“废品”标志。

⑥ 遇到药液内有黑点或带色异物等难以分辨时，将手移至贴有白纸板的一侧重复以上操作步骤，观察，将有黑点、带色异物的安瓿剔出，放入“不良品”盛装容器内。

⑦ 将检查合格的安瓿整齐摆放于不锈钢盘内，摆满一盘后放入盛装单，摆放于灯检室灯检合格区，并在货位明显处做“灯检合格”的状态标志。

⑧ 灯检结束后，操作人员及时填写批生产记录及相关记录。

（3）灯检结束

① 把设备的状态标志换成“待清洁”状态标志。操作间的状态标志换成“待清场”状态标志。

② 将可利用的不良品收集于专用容器内，清点数目后，送入不合格品存放间。

③ 将不可利用的废品收集于专用容器内，清点数目后，集中销毁。

④ 将灯检后的合格产品清点数量，填写“生产转序单”，移交印字或贴签岗位。

⑤ 使用后的安瓿不锈钢盘应送回洗瓶岗位进行清洁。

⑥ 灯检室按《一般生产区操作间清洁操作规程》进行清洁。

⑦ 清场结束后填写清场记录，请QA人员检查，合格后由QA填写“清场合格证”并将其副本插入操作间门上的状态标志夹中，将正本贴于本岗位批生产记录的背面同时将操作间的状态标志换成“已清场”状态标志。

⑧ 将设备的“待清洁”状态标志更换成“已清洁”状态标志。

（4）记录

如实填写操作记录（见表3-17和表3-18）。

表3-17　注射剂可见异物检查记录

<table>
<tr><td colspan="4">产品名称：</td><td colspan="2">规格：</td><td colspan="3">生产批号：</td></tr>
<tr><td colspan="5">生产批量：</td><td colspan="4">生产日期：　　　年　月　日</td></tr>
<tr><td colspan="9">生产前检查：
1. 计量器具有“周检合格证”，并在周检效期内。(　　)
2. 设备有“完好证”及“已清洁”状态标志。(　　)
3. 容器具有“已清洁”状态标志。(　　)
4. 该岗位门外有“清场合格证”。(　　)
5. 岗位有“准许生产证”。(　　)
6. 物料有“物料标志卡”“流转证”“检验报告单”。(　　)
7. 岗位现场无上批生产遗留物。(　　)
检查人：　　　　复核人：　　　　日期：　　年　月　日　时</td></tr>
<tr><td colspan="9">生产操作：
1. 执行小容量注射剂可见异物检查标准操作规程
2. 依据该产品的工艺规程操作
3. 执行澄明度检测仪设备操作、清洁规程</td></tr>
<tr><td colspan="9">上工序移交数量：　　　万支</td></tr>
<tr><td colspan="2" rowspan="2">项目</td><td colspan="6">灯检人员</td><td rowspan="2">合计</td></tr>
<tr><td></td><td></td><td></td><td></td><td></td><td></td></tr>
<tr><td rowspan="6">不合格项目</td><td>玻璃</td><td></td><td></td><td></td><td></td><td></td><td></td><td rowspan="6"></td></tr>
<tr><td>异物</td><td></td><td></td><td></td><td></td><td></td><td></td></tr>
<tr><td>装量</td><td></td><td></td><td></td><td></td><td></td><td></td></tr>
<tr><td>封口</td><td></td><td></td><td></td><td></td><td></td><td></td></tr>
<tr><td>破损</td><td></td><td></td><td></td><td></td><td></td><td></td></tr>
<tr><td>小计</td><td></td><td></td><td></td><td></td><td></td><td></td></tr>
<tr><td colspan="9">投入量：　　　支；产出量：　　　支；废品量：　　　支
物料平衡：　　　%</td></tr>
<tr><td colspan="9">操作人：　　　　复核人：　　　　日期：　　年　月　日　时</td></tr>
<tr><td colspan="9">清场：1. 生产操作区按《洁净区生产操作区清洁规程》清洁
2. 容器具按《洁净区容器具清洁规程》清洁
3. 设备按《澄明度检测仪清洁规程》清洁
操作人：　　　　复核人：　　　　日期：　　年　月　日　时</td></tr>
</table>

续表

质量监控：	结论：
QA 监控员：	日期：　　年　月　日
移交数量：	移交人：
接收人：	日期：　　年　月　日
生产过程异常情况：无□ 有□　按《生产过程偏差处理管理规程》处理并附相应记录	

表 3-18　灯检工序清场记录

清场前	批号：	生产结束日期：　年　月　日　班	
检查项目	清场要求	清场情况	QA 检查
物料	结料，剩余物料退料	按规定做□	合格□
中间产品	清点，送规定地点放置，挂状态标志	按规定做□	合格□
工具器具	冲洗、湿抹干净，放规定地点	按规定做□	合格□
清洁工具	清洗干净，放规定处干燥	按规定做□	合格□
容器管道	冲洗、湿抹干净，放规定地点	按规定做□	合格□
生产设备	湿抹或冲洗，标志符合状态要求	按规定做□	合格□
工作场地	湿抹或湿拖干净，标志符合状态要求	按规定做□	合格□
废弃物	清离现场，放规定地点	按规定做□	合格□
工艺文件	与续批产品无关的清离现场	按规定做□	合格□
注：符合规定在“□”中打“√”，不符合规定则清场至符合规定后填写			
清场时间：　　年　月　日　班			
清场人员：			
QA 签名：　　年　月　日　班			
检查合格发放“清场合格证”，“清场合格证”粘贴处			
备注：			

3. 生产工艺及安全管理要点

（1）操作人员的视线应与待检品在同一水平线上，并距待检品 20 ~ 25 cm。

（2）操作人员每次检查时限为：1 mL 装每次拿 4 支，每次 16 s；2 mL装每次拿 4 支，每次 16 s；5 mL 装每次拿 4 支，每次 16 s；10 mL 装每次拿 3 支，每次 15 s。

（3）灯检漏检率应在 3% 以下。

（4）澄明度的检查标准应遵循《澄明度检查规程》进行操作。

（5）复核检查所领取的注射剂的名称、规格、批号、数量是否与“生产转序单”内容相一致。

（6）复核清点合格品、不合格品及废品数目。

（7）QA检查员抽检操作人员的灯检合格品，判断其质量是否符合灯检质量标准（澄明度漏检率≤3%）。

4. 质量控制点

可见异物。

任务考核

考核内容	技能要求		分值
操作准备	生产工具准备	1. 检查核实清场情况，检查清场合格证 2. 对设备状况进行检查，确保设备处于合格状态 3. 对生产用的工具的清洁状态进行检查	20
	物料准备	1. 按生产指令领取产品 2. 按生产工艺规程制定标准核实	
操作	1. 按正确步骤进行灯检 2. 正确挑出不良品并在容器表面做“不良品”标志 3. 正确挑出废品并在容器表面做“废品”标志 4. 正确挑出合格品并在货位明显处做“灯检合格”的状态标志 5. 正确放置不良品、废品及合格品		50
记录	岗位操作记录填写准确完整		10
生产结束清场	1. 作业场地清洁 2. 工具和容器清洁 3. 生产设备的清洁 4. 清场记录		10
其他	正确回答考核人员的提问		10

思考题

（1）灯检操作时有哪些注意事项？

（2）“不良品”的判断标准是什么？如何处置？

（3）“废品”的判断标准是什么？如何处置？

项目四 大容量注射剂的制备

项目知识

一、大容量注射剂的定义和种类

大容量注射剂（large volume injections，LVI）简称输液剂，指容量不低于50 mL并直接输入静脉的液体灭菌制剂。输液剂的药物直接进入血液，所以起效迅速，临床应用很广泛，常作急救、补充体液或补充营养，维护机体的水、电解质与酸碱平衡。通常包装在玻璃或塑料制作的输液瓶或输液袋里，不含防腐剂或抑菌剂。与小容量注射剂相比，其给药方式和给药剂量不相同，所以其质量要求、生产工艺、设备、包装材料均有一定的差异。

输液剂一般有以下几种类型：

1. 体液平衡用输液

体液平衡用输液包括电解质输液和酸碱平衡输液。① 电解质输液：用以补充体内水分和电解质、调节酸碱平衡等，常用的品种有碳酸氢钠注射液、氯化钠注射液、复方氯化钠注射液、乳酸钠注射液等。② 酸碱平衡输液：主要用于纠正体液的酸碱平衡，常用的品种有碳酸氢钠注射液、乳酸钠注射液等。

2. 营养输液

营养输液包括糖类及多元醇类输液、氨基酸输液、脂肪乳输液等。① 糖类及多元醇类输液：主要用于供给机体热量、补充体液，常用的有葡萄糖注射液、果糖注射液、木糖醇注射液等；② 氨基酸输液：用于维持危重患者的营养、补充体内的蛋白质，常用的有各种复方氨基酸注射液；③ 脂肪乳输液：是一种高能量肠外营养液，适用于不能口服食物和严重缺乏营养的患者。

3. 胶体输液

胶体输液又称血浆代用液，是一类提高或维持血浆渗透压的制剂，临床上主要用作高渗利尿脱水剂、血容量扩充剂，常用的有右旋糖酐、羟乙基淀粉类、明胶及其衍生物、聚维酮（PVP）等。

4. 含药输液

为了避免临床使用输液配制产生的污染和配伍变化，可将常需静脉滴注给药的药物直接制成输液，如替硝唑注射液、苦参碱注射液、甘露醇注射液等。

二、输液剂的质量要求

输液剂的质量要求与注射剂基本一致，但由于其注射量较大，所以对无菌、无热原及澄明度这三项，更加严格。此外，含量、色泽、pH 值也应符合要求。质量要求包括：① 输液的 pH 值应在制品稳定和保证疗效的基础上，接近人体血液的 pH 值；② 输液的渗透压尽可能与血液等渗（等张）或略偏高渗；③ 输液中不得添加任何防腐剂或抑菌剂，储存过程中质量要稳定；④ 输入人体后不能引起血象的任何异常变化，不引起过敏反应，不损害肝脏。乳剂型输液剂除应符合上述质量要求外，还要求其分散相液滴粒度在 1 μm 以下应占绝大多数，并不得大于 5 μm，应能耐受热压灭菌。

三、输液剂的制备

1. 输液剂的制备工艺流程

不同材料包装的输液剂，制备工艺流程也不同（见图 4-1 和图 4-2）。

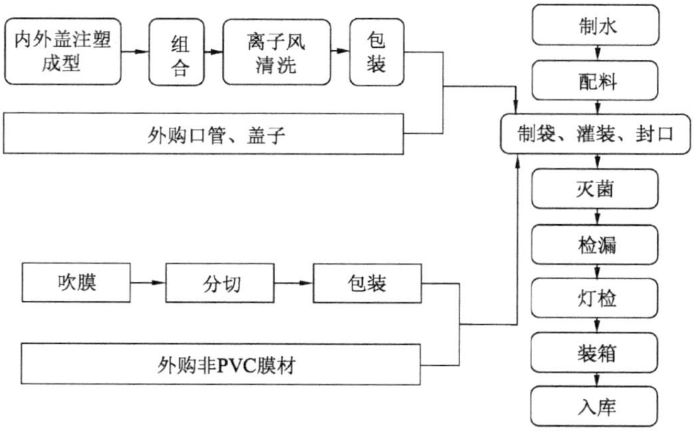

图 4-1　输液剂（非 PVC 膜软袋）的制备工艺流程图

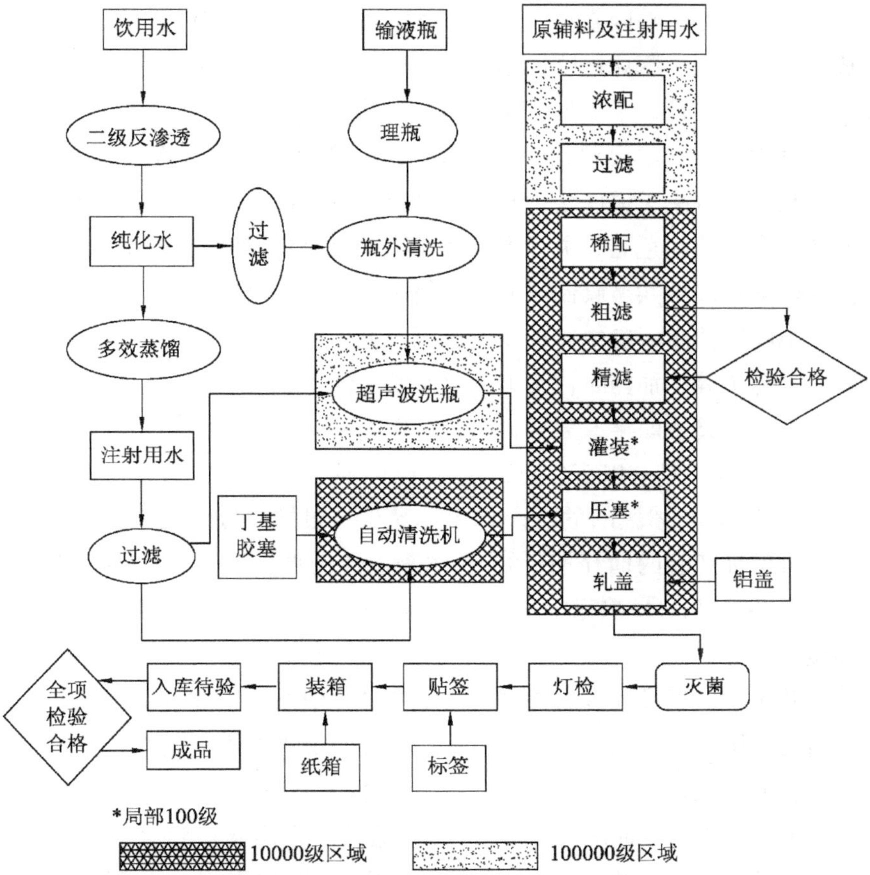

图 4-2　输液剂（玻璃瓶装）的制备工艺流程图

2. 输液容器的准备

1）输液容器的质量要求和清洁处理

目前输液容器主要有瓶型和袋型两种类型。

瓶型输液容器主要包括玻璃瓶和塑料瓶。玻璃瓶是传统使用的容器，适用于盛装酸性、中性药物。其优点是透明性好、热稳定性优良、耐压、瓶体不变形、气密性好，但是易碎、不耐低温生产中因清洗困难而易造成污染、运输困难、成本高等。塑料输液瓶采用的材料是聚丙烯（PP）和聚乙烯（PE）。其优点是重量轻，不易破碎，耐碰撞，运输便利，化学性质稳定，无溶出物，不掉屑，一次性包装使用，避免交叉污染，生产自动化程度高，人为影响因素小，质量波动不大等；缺点是有的材质（如 PP）因成型方式不同，瓶体透明性不如玻璃瓶，有一定的变形、透气性和吸附性，仍需插空气针，不能加压输液等。

袋型输液容器主要包括 PVC（聚氯乙烯）软袋和非 PVC 软袋。PVC 软袋在临床上解决了原瓶装半开放式输液的空气污染问题，但是对人体健康及环境存在潜在危害，并不是一种理想的瓶装输液替代品。非 PVC 软袋是由聚烯烃多层共挤膜制成的，不使用黏合剂，膜的清洗、软袋的成型等均在 100 级洁净厂房中完成，无热原、无微粒；操作简便，体积小，重量轻，不易破碎，加药时被污染的概率明显低于瓶装输液，且生产自动化程度较高，制袋、印字、灌装、封口可在同一生产线完成。

非 PVC 软袋具有以下优点：① 成分中不含增塑剂，无二乙基邻苯二甲酸酯（DEHP）渗漏的危险；② 对水蒸气透过性极低，使输液浓度保持稳定，可保证产品的储存期；③ 气体透过性极低，即使是很不稳定的输液也可保存很好；④ 热稳定性好；焚烧后只产生水、二氧化碳的氧化物，对环境无害。

近几年来，聚烯烃多层共挤膜在生产过程中不使用黏合剂，是多层聚烯材料同时熔融交联共挤出，既消除了黏合剂带来的不稳定性，同时又增加了膜材的性能，使其更安全、有效，符合药用和环保要求。

目前较为流行的非 PVC 软袋输液（聚烯烃多层共挤膜）多为三层结构，有两种类型：一种是内层、中层采用聚丙烯与不同比例的弹性材料混合，使得内层无度、惰性，具有良好的热封性能和弹性，外层为机械强度较高的聚酯或聚丙烯材料，表面经处理后文字印刷较为清晰；第二种是内层采用聚丙烯与苯乙烯-乙烯-丁烯-苯乙烯（SEBS）共聚物的混合材料，中层采用 SEBS，更增加了膜材的抗渗透性和弹性，外层采用聚丙烯材料。

输液容器洁净程度，对药液的可见异物影响很大。洗涤工艺应根据容器原来的洁净程度设计，一般有直接水洗、酸洗、碱洗等方法。例如，用硫酸重铬酸钾清洁液洗涤效果较好，因为硫酸重铬酸钾清洁液既有强力的消灭微生物及热原的作用，还能对瓶壁游离碱起中和作用，但是对设备腐蚀性大。碱洗法是用 2% 氢氧化钠溶液（50～60 ℃）冲洗，也可用 1%～3% 碳酸钠溶液，由于碱对玻璃有腐蚀作用，故碱液与玻璃接触时间不宜过长（数秒钟内）。如果制瓶车间的洁净度较高，瓶子出炉后立即密封，这种情况下仅需用过滤注射用水冲洗即可。塑料袋因采用无菌材料压制一般无须洗涤。常用的洗瓶设备有输液剂超声波洗瓶机（见图 4-3）。

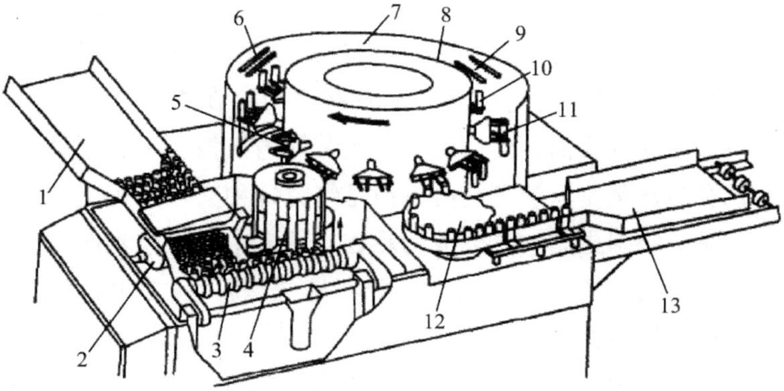

1—料槽；2—超声波换能头；3—送瓶螺杆；4—提升轮；5—瓶子翻转工位；
6，7，9—喷水工位；8，10，11—喷气工位；12—拨盘；13—滑道

图 4-3　YQC 8000/10C 型超声波洗瓶机

2）胶塞、隔离膜的质量要求与处理

胶塞主要用于输液剂、粉针剂等制剂瓶包装封口，对输液剂的可见异物影响很大。丁基橡胶是由异丁烯和少量异戊二烯聚合而成的合成橡胶，现已逐渐取代了天然橡胶生产药用瓶塞。丁基橡胶的优点是气密性好、耐热性好、耐酸碱性好、内在洁净度高，保证了药品质量，提高了用药安全性，还减少了天然胶塞生产所需的烫蜡工序、垫加涤纶膜工序。

丁基胶塞的质量要求有：① 富于弹性及柔韧性；② 有高度的化学稳定性；③ 针头刺入和拔出后应立即闭合，能耐受多次穿刺而无碎屑脱落；④ 对药液中药物或附加剂的吸附作用应达最低限度；⑤ 具耐溶性，不致增加药液中的杂质；⑥ 可耐受高温灭菌；⑦ 无毒，无溶血作用。

除免洗丁基胶塞外，丁基胶塞在使用前通常用滤过注射用水漂洗多次。清洗方法如下：洁净区域内打开内包装，在符合 GMP 要求的清洗容器中，在洁净度 100 级环境下，用注射用水（溢流水中）漂洗 2 ～ 3 次，每次 10 ～ 15 min，均匀缓慢搅动，至漂洗水可见异物检查合格，放置备用。另外，可以在漂洗水中添加清洗剂，清洗完，采用温度不高于 121 ℃

的热空气吹干。

丁基胶塞使用中存在的问题表现在以下几个方面：①“挂珠”“挂水”现象。由丁基胶塞内外部不溶于药液的油性物质或硅油迁移出来所致。② 可见异物问题。环境直接影响丁基胶塞的质量，若丁基胶塞生产厂家或输液制剂生产企业环境控制不好，会导致输液剂可见异物检查不合格。③ 吸附的问题。被包装的药物与丁基胶塞之间存在着交互的作用，首先药物被吸附于瓶塞的表面，然后在瓶塞的基体内扩散。尽管这种扩散是极度轻微的，有时甚至是无法测定的，但是终究这种交互作用是在缓慢地进行中。蛋白质被吸附也是一个较大的难题，很多由生物技术制备的含蛋白质的药物被瓶塞大量吸附，会导致药物迅速失效。④ 渗出物问题。尽管丁基胶塞的化学稳定性很好，但是毕竟加入了大量的附加剂，由于浓度梯度因素的存在，实际上也在缓缓地向外渗出，导致药液污染或破坏，以致药效降低。

目前国内使用的隔离膜主要是涤纶薄膜。质量上要求无通透性、理化性质稳定、抗水、弹性好、无异臭、不皱折、不脆裂，并有一定的耐热性和机械强度。清洁处理时，将直径 38 mm 的白色透明圆片薄膜用手捻松，抖去碎屑，剔除皱折或残缺者，平摊在有盖不锈钢杯中，用热注射用水浸渍过夜（质量差时可用 70% 乙醇浸渍过夜），次日用注射用水漂洗至薄膜逐张分离，并检查漂洗水澄明度，合格后方可使用。使用时再用微孔滤膜滤过的注射用水动态漂洗，边灌药液边用镊子逐张取出，盖在瓶口上，立刻塞上胶塞。但涤纶薄膜具有静电引力，易吸附灰尘和纤维，所以漂洗操作应在清洁的环境中进行。采用丁基橡胶时，可不使用涤纶薄膜。

3）输液剂的制备

（1）原辅料的质量要求

输液剂原辅料的质量要求严格，必须符合《药典》的质量标准。一旦原辅料含有杂质，就会使成品的质量检查（可见异物检查）不合格，注射后会产生不良反应。因而必须选用优质注射用规格的原料，其包装上必须注有“供注射用”字样，并按《药典》规定项目进行质量检查。每批原料使用前应检查包装是否严密、有无受潮、发霉变质等现象，若存在上述现象，则不可供注射用。配制输液剂时通常需使用活性炭，多采用一级针剂用活性炭（767 型针用炭），可除去溶液中的热原、色素、胶体微粒等杂质并具有助滤的作用。

（2）配液

配液是保证输液质量的关键环节。为防止外界空气污染，配液工序应具备 10 万级净化条件。配制用的容器、滤过装置和输送管道，必须认真清洗，定时灭菌。一般配液多用浓配法，即先配成较高浓度的溶液，必要时加入针剂用活性炭（0.01% ~ 0.5%），煮沸以后，冷却至 45 ~ 50 ℃，过滤后再加新鲜注射用水稀释至所需浓度。如果原料质量好，也可采用稀配法，即一次将溶剂加入至规定量，减少二次滤过操作过程，降低生产成本。配制时称量必须严格核对原辅料的名称、规格、重量，配制好后要检查半成品质量。

（3）滤过

输液剂的滤过与小容量注射剂基本一致，多采用加压三级滤过法，即“初滤—精滤—精滤”模式，黏度较高时可采用保温滤过。初滤多采用陶瓷滤棒、垂熔玻璃滤棒或钛滤棒等滤器，以得到澄明度合格的初滤液。精滤多采用微孔滤膜滤过器，常用滤膜孔径为 0.65 μm 或 0.85 μm，也可用双层微孔滤膜滤过，上层为 0.3 μm 微孔膜，下层为 0.8 μm 微孔膜，这些均可大大提高产品质量。精滤后的输液剂要进行半成品质量检查，合格后进行灌装。

（4）输液剂的灌封

为了防止被微生物、粉尘污染，滤过和灌装操作应尽可能地使药液处在密闭环境中或控制药液暴露在空气中的时间，并在持续保温条件下进行。灌封要求装量准确，膜正塞正，铝盖封紧，有三个步骤：灌注、压丁基胶塞、轧铝塑盖。这三步应连续操作，即药液灌装至符合装量要求后，立即将隔离膜轻轻平放在瓶口中央，橡胶塞对准瓶口塞入，翻边，轧紧铝盖。灌封室的洁净度应为 100 级或局部 100 级。目前药厂多采用回转式自动灌封机、自动放塞机、自动翻塞机、自动落盖轧口机等完成联动化、机械化生产。

（5）输液剂的灭菌

为保证灭菌效果，输液剂灌封后应立即进行灭菌。从配液到灭菌的时间，一般不超过4 h。灭菌方法应根据输液剂的质量要求和输液剂的容器大小、厚薄的特点来选择。灭菌操作应注意以下几点：

① 预热。玻璃瓶包装的输液剂，容易内外受热不均匀，如果骤然升温，易引起输液瓶爆裂，所以灭菌操作开始时应逐渐升温，一般预热20 ~ 30 min。

② 灭菌条件。不同的包装材料的输液剂灭菌条件不同，玻璃瓶一般采用115.5 ℃灭菌30 min，塑料包装采用109 ℃灭菌45 min，并应采用加压措施防止输液袋膨胀破裂。

③ 安全。到达灭菌时间，停止加热，待灭菌柜内压力下降到零时，放出柜内蒸汽，待柜内压力与外界大气压相等后，才能缓缓打开灭菌柜门，否则将造成严重的人身安全事故。

四、输液剂的质量检查

输液剂的质量检查按《药典》现行版规定，除符合注射剂的一般要求外，应无热原、不溶性微粒，并尽可能与血液等渗。

1. 可见异物与不溶性微粒检查

输液剂成品按《药典》现行版规定应澄明，不得含有可见异物，如白点、浑浊、玻璃屑、纤维、色点及其他异物。如发现崩盖、歪盖、松盖、漏气的成品应挑出。可见异物检查合格后，方可贴签、包装、入库。目前，输液剂的可见异物检查多采用散射光目视检查法。

《药典》现行版规定溶液型静脉用输液剂和注射用浓溶液的可见异物检查符合规定后，还应进行不溶性微粒检查，以保证输液剂产品质量。除另有规定外，标志装量100 mL或100 mL以上的静脉用注射液，每1 mL中含有10 μm以上的微粒不得超过20粒，含25 μm以上的微粒不得超过2粒。不溶性微粒检查法包括光阻法和显微计数法。一般先采用光阻法，当光阻法测定不符合规定或供试品不适用于光阻法测定时，应采用显微计数法进行测定。

（1）光阻法

该法不适用于黏度过高或易析出晶体的制剂，也不适用于进入传感器时产生气泡的注射剂。具体方法参见《药典》现行版。检测原理是，当液体中的微粒通过一窄小的检测区时，与液体流向垂直的入射光，由于被不溶性微粒所阻挡，从而使传感器输出信号变化，这种信号变化与微粒的截面积成正比。

（2）显微计数法

先将药液用微孔滤膜过滤，然后在显微镜下对微粒的大小和数目进行计数。具体方法参见《药典》现行版。

2. 热原及无菌检查

按《药典》现行版规定的方法检查，应符合规定。

3. 其他

如含量、pH 值测定、最低装量、渗透压、摩尔浓度等检查项目，应根据具体品种要求进行检查。

五、主要存在的问题及解决方法

输液剂生产中主要存在以下问题：

1. 可见异物与微粒问题

注射液中常出现可见异物与微粒问题，如炭黑、碳酸钙、氧化锌、纤维素、纸屑、黏土、玻璃屑、细菌和结晶等，产生原因及解决方法如下：

（1）原辅料质量问题

原辅料质量对可见异物影响很大，进而影响药液的稳定性，因此应严格控制原辅料的质量。例如，注射用葡萄糖有时可能含有少量蛋白质、水解不完全的糊精、钙盐等杂质；氯化钠、碳酸氢钠中常含有较高的钙盐、镁盐和硫酸盐；氯化钙中含有较多的碱性物质。这些杂质的存在，会使输液产生乳光、小白点、浑浊等现象。活性炭 X 射线散射证明石墨晶格内的少量杂质，能使活性炭带电，杂质含量较多时，不仅影响输液的可见异物，而且影响药液的稳定性。目前，国内已制定了输液用的原辅料质量标准。

（2）输液容器与附件的质量问题

输液中发现的异物小白点主要来自橡胶塞和玻璃输液容器等，主要是钙、镁、铁、硅酸盐，这些物质对人体有害。根据有关试验结果显示，聚氯乙烯袋与玻璃瓶盛装输液后不断振摇 2 h 后发现这些微粒增加了 5 倍，经过薄层层析及红外光谱分析，表明微粒为增塑剂二乙基邻苯二甲酸酯（DEHP），对人体有害。解决这类问题的方法主要是提高输液容器及橡胶塞的质量。

(3) 生产工艺及操作的问题

这个方面主要包括车间洁净度差，容器及附件洗涤不净，滤器的选择不恰当，过滤与灌封操作不合要求，工序安排不合理等。这些问题都会增加澄明度的不合格率，因此，应严格遵循标准操作规程（SOP），必须采用单向流净化空气、微孔滤膜滤过和生产联动化等措施。

(4) 医院输液操作及静脉滴注装置的问题

这个方面主要包括无菌操作不严、静脉滴注装置不净或不恰当的输液配伍。这些问题都可引起输液的污染。解决使用过程中微粒污染的最重要、有效的措施是使用微孔滤膜（0.8 μm）终端过滤器。

2. 染菌

输液染菌后会出现霉团、云雾状、浑浊、产气等现象，但有一些没有明显变化。使用染菌的输液剂会产生严重后果，如造成脓毒症、败血症、内毒素中毒甚至死亡。输液染菌的主要原因是生产过程污染严重、瓶塞松动不严、灭菌不彻底等，如有些芽孢需在120 ℃、30～40 min下被杀死，有些放射线菌在140 ℃、15～20 min下才能杀死，应特别注意防止。若输液为营养物质时，细菌易生长繁殖，即使经过灭菌，大量尸体的存在也会引起致热反应。最根本的办法就是尽量减少制备生产过程中的污染，严格灭菌条件，严密包装。

3. 热原反应

临床上热原反应时有发生，关于热原的污染途径详见绪论。其中使用过程中的污染占84%左右，必须引起重视。为了避免使用过程中产生的热原污染，应尽量使用全套或一次性的输液器。

六、输液的包装、运输与储存

输液剂经质量检验合格后，应立即贴上标签，标签上应印有品名、规格、批号、日期、使用事项、制造单位等项目，以免发生差错，并供使用者随时备查。贴好标签后装箱，封妥，送入仓库。包装箱上亦应印上品名、规格、生产厂家等项目。装箱时应注意装严装紧，便于运输。

任务一 制袋灌封操作

任务准备

一、大容量注射剂的制袋灌封

输液灌封由药液灌注、塞橡胶塞和轧铝盖三步组成。灌封是制备输液的重要环节，必须按照操作规程连续完成，同时严格控制室内的洁净度，防止细菌粉尘的污染。药液温度维持在 50 ℃。使用旋转式自动灌封机、自动翻塞机、自动落盖轧口机完成整个灌封过程，实现联动化机械化生产（见图 4-4），提高工作效率和产品质量。灌封完成后，应进行检查，对于轧口不紧、松动的输液，应剔出处理，以免灭菌时冒塞或储存时变质。

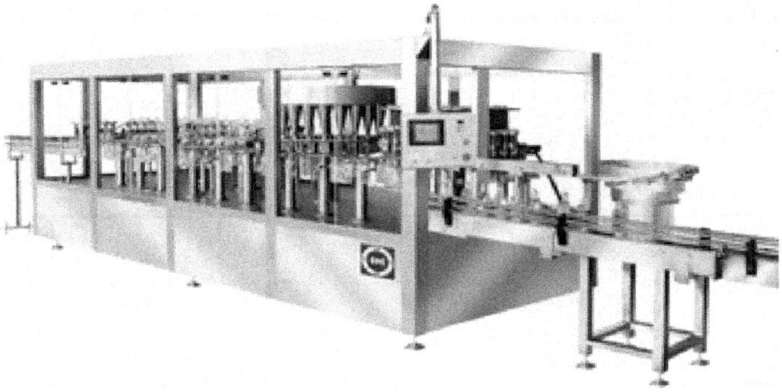

图 4-4 输液灌封生产线

任务目标

（1）能按规程使用非 PVC 膜全自动制袋灌封机完成大容量注射剂的制袋灌封操作。

（2）能按规程辨别并剔除不合格品。

（3）能识别制袋灌封操作中常见、典型的偏差和异常情况。

（4）能分析偏差和异常情况的原因，报告并提出处理意见。

任务卡

产品名称		生产批号		产品规格	
处方					
计划产量			起始日期		
签发人			执行人		

任务适用岗位及设备介绍

1. 任务适用岗位

注射液灌封人员、灌封质量检查人员、工艺员。

2. 实训设备

SRD5000 型非膜软袋全自动制袋灌封机。

任务实施

批生产指令单

产品名称		产品规格		产品批号	
计划产量： 开始日期：			结束日期：		
要求：			处方：		
签发者：					

1. 制袋灌封岗位职责

（1）严格执行《制袋灌封岗位操作法》《SRD5000 型非膜软袋全自动制袋灌封机标准操作规程》。

（2）负责制袋灌封所用设备的安全使用及日常保养，防止事故发生。

（3）严格执行生产指令，保证制袋灌封质量达到规定质量要求。

（4）自觉遵守工艺纪律，保证制袋灌封装量及封口质量达到规定要求，避免药品污染。

（5）真实及时填好生产记录，做到字迹清晰、内容真实、数据完整，不得任意涂改和撕毁，做好交接记录，顺利进入下一道工序。

（6）工作结束或更换品种时应及时做好清洁卫生并按有关规程进行清场工作，认真填写相应记录。

（7）做到岗位生产状态标志、设备所处状态标志、清洁状态标志清晰明了、准确无误。

2. 制袋灌封岗位操作法

（1）生产前准备

① 检查是否有清场合格证，并确定有效期；检查设备、容器、场地清洁是否符合要求（若不符合要求，需重新清场或清洁，并请 QA 检查并发放合格证后，才能进入下一步生产）。

② 区域内无任何与本批生产无关的材料。

③ 质监员检查合格后，签发生产许可证，生产许可证粘贴于本记录背面。

④ 根据生产、包装指令挂上生产标志牌。

⑤ 检查灌封间温度、湿度及压差并记录。

⑥ 检查设备各运转部件是否正常。

⑦ 检查水、电、汽是否到位，并记录压缩空气的压力（≥0.5 MPa）。

⑧ 检查膜、色带、接口、塑胶盖是否到位。

（2）灌封操作

① 交接非 PVC 多层共挤膜，交接清洗后的组合盖、接口，并在相应加料斗中加适量组合盖、接口，将印字模具安装在安装板上，并正确安装非 PVC 多层共挤膜及印字膜，执行《制袋灌封岗位标准操作规程》，启动制袋灌封机，设定制袋、灌装、封口参数，调节灌装装量至重量规定范围，开始制袋、灌封、封口。定时检查中间体澄明度、装量、印字、制袋、封口质量等。

② 核对印字版的品名、规格是否与生产、包装指令一致，并安装正确。

③ 检查印字是否清晰，核对印字的批号、生产日期、有效期是否正确。

④ 检查灌封产品装量，发现问题及时调整，每隔 60 min 记录一次装量数据（不少于标志量）。

⑤ 检查灌封产品澄明度、印字、制袋、胫热合、盖熔封等质量、外观及热合情况，发现问题及时调整，每隔 60 min 记录一次，不符合的注明原因。

⑥ 检查设备的运行情况，每 60 min 记录一次运行参数：印字工位温度（℃）、制袋成型温度（℃）、袋口预热温度（℃）、颈热合温度（℃）、盖熔封电压（V）。

⑦ 记录实际灌装量 Z（mL）、管道残留量 C（mL），计算物料平衡。

（3）生产结束

① 清空生产标志牌所有内容，并注明“清场”。

② 将工序产生的不合格袋、无盖废品及不合格产品集中销毁并记录。

③ 清空室内所有与下批生产无关的材料。

④ 清理废弃物并撤离生产区；清洗设备管线、台面及地面；清洁地漏并灌注消毒剂消毒。

⑤ 清场结束，经 QA 人员检查合格，发清场合格证。

（4）记录

如实填写各生产操作记录（见表 4-1、表 4-2）。

表 4-1　制袋灌封操作记录

<table>
<tr><td>批　号</td><td colspan="3"></td><td>规　格</td><td></td></tr>
<tr><td>批　量</td><td colspan="3"></td><td>日　期</td><td></td></tr>
<tr><td colspan="6">操 作 步 骤</td></tr>
<tr><td colspan="4">生产前检查：文件□ 设备□ 现场□
物料□ 水、电、汽□
压缩空气压力：　　MPa
检查人：　　复核人：</td><td colspan="2">“清场合格证”副本及“准产证”粘贴处</td></tr>
<tr><td colspan="3">温度：</td><td colspan="2">湿度：</td><td>压差：</td></tr>
<tr><td rowspan="2">灌封工艺过程</td><td colspan="3">制袋灌封开始时间：　日　时　分</td><td colspan="2">制袋灌封结束时间：　日　时　分</td></tr>
<tr><td colspan="5">检查灌封产品装量，发现问题及时调整，每隔 60 min 记录一次装量数据（不少于标志量）</td></tr>
</table>

续表

灌封工艺过程

装量/g（灌装头编号）时间					操作人	复核人

检查灌封产品的外观及热合情况，发现问题及时调整，每隔 60 min 记录一次，符合要求的打“√”，不符合要求打“×”并注明原因（设备编号：　　　）。

检查时间	项目					操作人	复核人
	印字	制袋	胫热合	盖熔封	其他		

检查设备的运行情况，每 60 min 记录一次运行参数（设备编号：　　　　）。

检查时间	项目					操作人	复核人
	印字工位温度/℃	制袋成型温度/℃	袋口预热温度/℃	颈热合温度/℃	盖熔封电压/V		

废袋数量：　　个	无盖废品：　　袋	不合格产品：　　袋
理论配置量 N =　　mL	实际灌装量 Z =　　mL	管道残留量 C =　　mL

续表

<table>
<tr><td rowspan="7">物料平衡</td><td colspan="6">1. 灌封药液的物料平衡：$(Z+C)/N\times100\%=$
2. 内包装材料的数量统计：</td></tr>
<tr><td>名称</td><td>上批结存</td><td>领用量</td><td>使用量</td><td>报废量</td><td>剩余量</td></tr>
<tr><td>非 PVC 膜/m</td><td></td><td></td><td></td><td></td><td></td></tr>
<tr><td>塑胶盖/个</td><td></td><td></td><td></td><td></td><td></td></tr>
<tr><td>接口/个</td><td></td><td></td><td></td><td></td><td></td></tr>
<tr><td>非 PVC 袋/个</td><td></td><td></td><td></td><td></td><td></td></tr>
<tr><td colspan="6">3. 核对内包装材料是否平衡（上批结存量 + 领用量 = 使用量 + 报废量 + 剩余量）
4. 袋子的物料平衡：
（袋使用量 + 报废量）×袋宽度/非 PVC 膜使用量（mm）×100% =
注：袋使用数量（个）即为实际灌装量（袋）。</td></tr>
<tr><td colspan="7">偏差分析：</td></tr>
<tr><td colspan="7">QA 签名：　　　　　　　　　　日期：</td></tr>
<tr><td colspan="7">备注：</td></tr>
</table>

表 4-2　制袋灌封工序清场记录

<table>
<tr><td>清场前</td><td>批号：</td><td colspan="2">生产结束日期：　年　月　日　班</td></tr>
<tr><td>检查项目</td><td>清场要求</td><td>清场情况</td><td>QA 检查</td></tr>
<tr><td>物料</td><td>结料，剩余物料退料</td><td>按规定做□</td><td>合格□</td></tr>
<tr><td>工具器具</td><td>冲洗、湿抹干净，放规定地点</td><td>按规定做□</td><td>合格□</td></tr>
<tr><td>清洁工具</td><td>清洗干净，放规定处干燥</td><td>按规定做□</td><td>合格□</td></tr>
<tr><td>容器管道</td><td>冲洗、湿抹干净，放规定地点</td><td>按规定做□</td><td>合格□</td></tr>
<tr><td>生产设备</td><td>湿抹或冲洗，标志符合状态要求</td><td>按规定做□</td><td>合格□</td></tr>
<tr><td>工作场地</td><td>湿抹或湿拖干净，标志符合状态要求</td><td>按规定做□</td><td>合格□</td></tr>
<tr><td>地漏</td><td>冲洗干净，水封够水量</td><td>按规定做□</td><td>合格□</td></tr>
<tr><td>废弃物</td><td>清离现场，放规定地点</td><td>按规定做□</td><td>合格□</td></tr>
<tr><td>工艺文件</td><td>与续批产品无关的清离现场</td><td>按规定做□</td><td>合格□</td></tr>
<tr><td colspan="4">注：符合规定在“□”中打“√”，不符合规定则清场至符合规定后填写</td></tr>
<tr><td colspan="4">清场时间：　　　　　　　　年　月　日　班</td></tr>
<tr><td colspan="4">清场人员：</td></tr>
<tr><td colspan="4">QA 签名：　　　　　　　　年　月　日　班</td></tr>
<tr><td colspan="4">检查合格发放“清场合格证”，“清场合格证”粘贴处</td></tr>
<tr><td colspan="4">备注：</td></tr>
</table>

3. 生产工艺管理要点

（1）灌封时要经常抽查装量、澄明度、印字、制袋、颈热合、盖熔封等质量、外观及热合情况。

（2）收集灌封后非 PVC 袋的容器应有标签，标签上应标明品名、规格、批号、生产日期、灌封人、灌封序号，防止发生混药、混批。

4. 质量控制关键点

（1）封口，应焊接严密。

（2）装量。

（3）异物。

5. 常见问题及处理方法

常见问题及处理方法见表 4-3。

表 4-3 常见问题及处理方法

序号	故障	故障原因	排除方法
1	膜走偏	1. 膜筒在滚筒上没有夹紧 2. 膜筒在滚筒上位置不合适	1. 将之夹紧 2. 将之调节到合适的位置
2	印字不清晰	1. 压力太低 2. 温度偏低 3. 压合时间过短	1. 将压力调大 2. 将温度设定值调高 3. 将压合时间调长
3	印字过重	1. 压力太高 2. 温度偏高 3. 压合时间过长	1. 将压力调小 2. 将温度设定值调低 3. 将压合时间调短
4	热合不够牢固	1. 压力太低 2. 温度偏低 3. 压合时间过短 4. 袋口位置不正确	1. 将压力调大 2. 将温度设定值调高 3. 将压合时间调长 4. 将袋夹位置调正
5	热合过热	1. 压力太高 2. 温度偏高 3. 压合时间过长	1. 将压力调小 2. 将温度设定值调低 3. 将压合时间调短
6	废边撕不掉	1. 切刀不够利 2. 机械手位置不对 3. 压板没有压住袋子	1. 更换新切刀 2. 调节机械手位置 3. 调整好压板位置

续表

序号	故障	故障原因	排除方法
7	膜、袋拉不好	1. 吸盘损坏 2. 真空度达不到要求 3. 拉膜架位置改变	1. 更换吸盘 2. 将真空度调大 3. 将拉膜架位置调回
8	送袋口不畅	1. 振荡送料速度太大或太小 2. 吹气压力太大或太小 3. 定位板与直线送料口位置没有对正	1. 将速度调到合适位置 2. 将压力调至合适值 3. 将位置对正
9	取袋不顺	1. 取袋夹子位置不对 2. 吸盘损坏 3. 真空过小	1. 将取袋夹子位置调正 2. 更换吸盘 3. 将真空调大
10	灌装量不准	1. 高位槽到灌装机的连接管太小 2. 灌装阀关不死 3. 灌装阀膜片损坏 4. 灌装头与袋口对位不准	1. 选择合适的管径 2. 更换隔膜阀 3. 更换膜片 4. 将灌装头位置调正
11	送盖不畅	1. 振荡送料速度太大或太小 2. 吹气压力太大或太小 3. 定位板与直线送料口位置没有对正	1. 将速度调到合适位置 2. 将压力调至合适值 3. 将位置对正
12	焊盖不合格	1. 温度偏低 2. 压合时间过短 3. 盖位置不正确	1. 将温度设定值调高 2. 将压合时间调长 3. 将取盖头位置调正
13	取盖不顺	1. 取盖头位置不对 2. 真空管堵塞 3. 盖外径偏差太大	1. 将其位置调好 2. 将真空管道疏通 3. 用合格盖

6. 质量判断

（1）外观：外观应平整，边缘热封严实，封口严密。

（2）装量：灌装量比标志量略多，需增加的装量及装量差异限度参照《药典》规定。

（3）印刷：印字应处于膜的中央，品名规格、产品批号、生产日期、有效期等与生产指令一致。

任务考核

考核内容	技能要求		分值
生产前准备	生产工具准备	1. 检查核实清场情况，检查清场合格证 2. 对设备状况进行检查，确保设备处于合格状态 3. 对生产用的工具的清洁状态进行检查	10
	物料准备	1. 按生产指令领取生产物料 2. 按生产工艺规程制定标准核实所用物料（检验报告单、规格、批号）	
制袋灌封操作	1. 按设备操作 SOP 安装并启动制袋灌封机，调整参数 2. 核对印字版的品名、规格是否与生产、包装指令一致，并安装正确 3. 检查印字是否清晰，核对印字的批号、生产日期、有效期是否正确 4. 检查灌封产品装量，发现问题及时调整，每隔 60 min 记录一次装量数据 5. 检查灌封产品澄明度、印字、制袋、颈热合、盖熔封等质量、外观及热合情况，发现问题及时调整，每隔 60 min 记录一次，不符合的注明原因 6. 检查设备的运行情况，每 60 min 记录一次运行参数：印字工位温度（℃）、制袋成型温度（℃）、袋口预热温度（℃）、颈热合温度（℃）、盖熔封电压（V） 7. 记录实际灌装量 Z（mL）、管道残留量 C（mL）		50
质量控制	外观平整，边缘封口严密光滑，印字正确，装量符合《药典》要求		10
记录	岗位操作记录填写准确完整		10
生产结束清场	1. 作业场地清洁 2. 工具和容器清洁 3. 生产设备的清洁 4. 清场记录		10
其他	正确回答考核人员的提问		10

思考题

（1）产生热合过热的原因有哪些？应如何处理？

（2）产生灌装量不准的原因有哪些？应如何处理？

（3）出现装量不合格的原因有哪些？

项目五 注射用无菌粉末的制备

项目知识

一、注射用无菌粉末的定义和分类

注射用无菌粉末又称为粉针剂，指用无菌操作的方法将无菌精制的药物灌装或分装到无菌的容器中。临用前用灭菌注射用水或其他适当的溶剂溶解或分散后注射，也可用静脉输液配制后静脉滴注。该法适用于在水中不稳定的药物，特别是对湿热敏感的抗生素及酶、血浆等生物制品，如青霉素类、头孢菌素类及一些酶制剂（胰蛋白酶、辅酶 A 等）。典型的注射用无菌粉末制剂如图 5-1 所示。

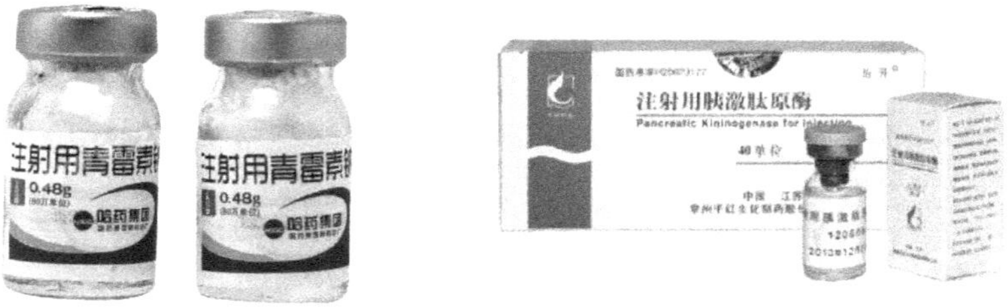

(a) 注射用青霉素钠　　(b) 注射用胰激肽原酶

图 5-1　典型注射用无菌粉末制剂

根据不同的生产工艺，注射用无菌粉末可分为注射用冷冻干燥制品和注射用无菌分装制品。前者是将药物配制成无菌水溶液，并无菌分装至安瓿，经冷冻干燥法制得的粉末密封后得到的产品，常见于生物制品，如辅酶类；后者是将已经用灭菌溶剂法或喷雾干燥法精制而得的无菌药物粉末在无菌条件下分装而得，常见于抗生素药品，如青霉素。

二、注射用无菌粉末的质量要求

因制成无菌粉末的药物通常稳定性较差，均在无菌环境中进行操作，且一般没有高温灭菌过程，因而对无菌操作有严格的要求，特别在灌封等关键工序，应采取B级背景下的局部A级洁净度的措施。

注射用无菌粉末除应符合《药典》对注射用原料药物的各项规定外，还应符合下列要求：① 粉末无异物，配成溶液或混悬液后可见异物检查合格；② 粉末细度或结晶度应适宜，便于分装；③ 无菌、无热原。

三、注射用无菌粉末的制备

1. 无菌分装制品生产工艺

无菌分装制品是将药物精制成无菌药物粉末之后，在无菌操作条件下直接分装于干净灭菌的西林瓶或安瓿中密封而成。该工艺常用于抗生素药品，如青霉素等。其工艺流程图如图5-2所示。

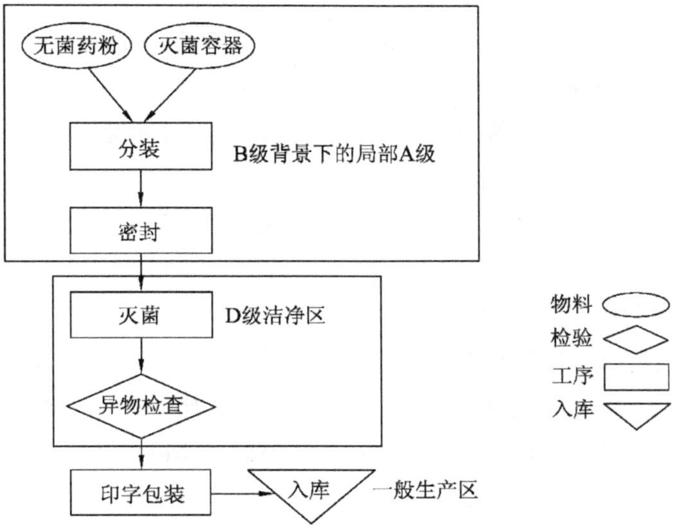

图5-2　无菌分装制品生产工艺流程

1）药物的准备

原料需要用重结晶法或喷雾干燥法等精制或发酵方法制备，必要时需进行粉碎、过筛等，精制成无菌粉末，生产上常把无菌粉末的精制、烘干、包装简称为精烘包。

在制定合理的生产工艺之前，首先应了解药物的理化性质，主要有：① 物料的热稳定性，以确定产品最后能否进行灭菌处理。② 物料的临界相对湿度。生产中分装室的相对湿度必须控制在临界相对湿度以下，以免吸潮变质。③ 物料的粉末晶型与松密度等，使之适于分装。

2）包装材料

包装材料应按注射剂的要求进行灭菌处理。西林小瓶用自来水内外洗刷干净后，再用纯化水、新鲜滤过的注射用水内外淋洗干净，180 ℃干热灭菌 1.5 h。丁基胶塞经清洁处理后，使用前需经过 125 ℃干热灭菌 2.5 h。灭菌空瓶的存放柜应有净化空气保护，存放不得超过 24 h。

3）分装

符合无菌注射用规格的精制药物粉末可进行分装。按 GMP 要求，分装须在 100 级洁净环境中按照无菌操作法进行。除特殊规定外，分装室温度为 18 ～ 26 ℃，相对湿度应控制在分装产品的临界相对湿度以下。若分装室湿度过高，粉末吸湿后易粘连也不易分装均匀；若过于干燥，粉末易带电荷，流动性降低。分装机械有插管分装机、螺旋自动分装机与真空吸粉分装机等。分装后的抗生素瓶立即压丁基胶塞、轧铝塑盖密封。

4）印字、贴签和包装

贴上印有药品的名称、用法、批号、规格等标签，并装盒。

5）质量控制

（1）装量差异

首先，装量差异超出限度的主要原因是物料流动性差（见表 5-1）。其次，物料含水量和吸潮，药物的晶态、粒度、比容，以及机械设备性能等均会影响流动性，以至于影响装量。应根据具体情况具体分析，找出问题的原因，采取相应的措施。

（2）可见异物

由于药物粉末精制处理的一系列操作增加了污染机会，往往使粉末溶解后出现毛头、小点等，以至于澄明度不符合要求，因此应从原辅料的处理开始，严格控制精烘包车间洁净环境，防止污染。

表 5-1 注射用无菌粉末装量差异限度

平均装量	装量差异限度
0.05 g 及 0.05 g 以下	±15%
0.05 ～ 0.15 g	±10%
0.15 ～ 0.5 g	±7%
0.5 g 以上	±5%

（3）无菌

微生物在固体粉末中的繁殖慢，不易被肉眼所见，危险性大；而产品既不能用最可靠的热压灭菌法灭菌，也不能用标准的干热灭菌法灭菌，最多是做一补充灭菌如青霉素钠盐可经 120 ℃、1 h 灭菌。所以为了尽可能减少以上问题，只能严格控制无菌操作的条件，在原有的净化条件下，再应用层流净化等各种手段。

（4）吸潮变质

一般是由胶塞透气性和铝盖松动引起的。因此，既要加强对分装环境的温度和湿度控制，又应对所有橡胶塞进行密封防潮性能测定，选择性能好的橡胶塞；铝盖压紧后瓶口采用烫蜡工艺，防止水气透入。

2. 冷冻干燥制品生产工艺

冷冻干燥粉针剂简称冻干粉针剂，系将药物制成无菌水溶液，进行无菌过滤、无菌分装后冷冻成固体，在高真空、低温条件下，使水分由冻结状态直接升华除去，在无菌条件下密封制成无菌冻干粉针剂的办法，临用时加无菌注射用水溶解后使用。对热敏感、水溶液不稳定的药物，酶制剂、蛋白质等生物制品常制成冷冻干燥粉针剂，如注射用细胞色素 C（细胞呼吸抑制剂）、注射用尿激酶等。

注射用冷冻干燥制品有以下优点：① 可避免药品因高热而分解变质，如产品中的蛋白质不致变性；② 所得产品质地疏松，加水后迅速溶解，恢复药液原有的特性；③ 含水量低，一般在 1% ～ 3% 范围内，同时干燥在真空中进行，故不易氧化，有利于产品长期储存；④ 产品中的微粒物质比用其他方法生产者少，因为污染机会相对减少；⑤ 产品剂量准确，外观优良。缺点是溶剂不能随意选择，故要求制备某种特殊的晶型，实有困难。本法需特殊设备，成本较高。

1）冷冻干燥原理

冷冻干燥又称为升华干燥，原理可用纯水在大气压力下的三相平衡图（见图5-3）加以说明。图中*OA*线为升华曲线，在此线上冰、气共存；*OB*线为熔化曲线，在此线上冰、水共存；*OC*线为蒸发曲线，在此线上水、气共存；点*O*为冰、水、气三相的平衡点，该点的温度为0.0098 ℃（图上0.01 ℃），压力为610.38 Pa（4.58 mmHg）。从图5-3可以看出，当压力低于610.38 Pa时，不论温度如何变化，只有水的固态和气态两种形态存在，此时固相（冰）受热时不经过液相直接变为气相；而气相遇冷时放热直接变为冰。根据升华曲线*OA*，可通过降低压力或升高温度打破气固两相平衡，使整个系统朝着冰转变为汽的方向进行。例如，使－60 ℃的冰面上的压力降低至1.33 Pa以下，则固态的冰直接变为水蒸气；同理，将－60 ℃的冰在1.33 Pa时加热到－40 ℃也能发生升华现象。冷冻干燥就是根据这个原理进行的。

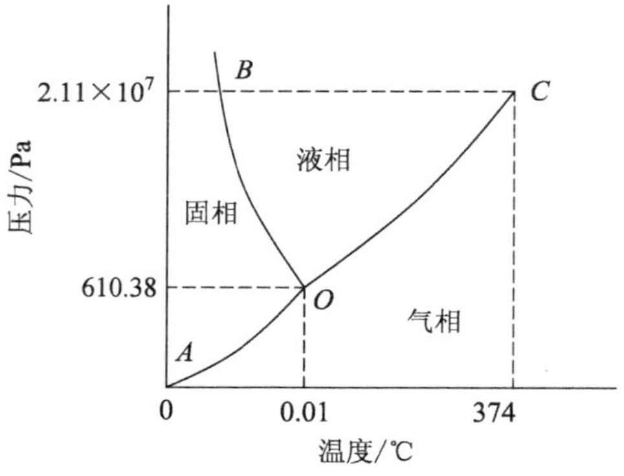

图5-3　水的三相平衡图

2）冷冻干燥工艺流程

冷冻干燥制品生产工艺流程如图5-4所示。

（1）药液配制与滤过

将主药和辅料溶解在适当的溶剂中，通常为含有部分有机溶剂的水性溶液。然后用不同孔径的滤器对药液分级滤过，最后通过0.22 μm级微孔膜滤器进行除菌滤过。

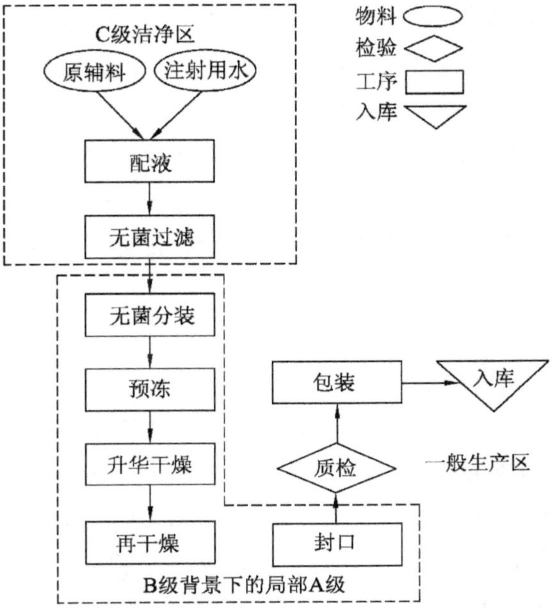

图 5-4　冷冻干燥制品生产工艺流程

（2）药液灌装

将已经除菌的药液灌注到容器中，并用无菌胶塞半压塞。

（3）冷冻干燥

冷冻干燥的工艺条件对保证产品质量非常重要，对于新产品，为了保证冷冻干燥的顺利进行，应首先测定产品的低共熔点，然后控制冻结温度在低共熔点以下。低共熔点是指在水溶液冷却过程中，冰和溶质同时析出结晶混合物时的温度。冷冻干燥的工艺过程一般分三步进行，即预冻、一次干燥、二次干燥。

① 预冻

制品必须进行预冻后才能升华干燥。通常预冻温度应低于产品共熔点，预冻方法有速冻法和慢冻法。预冻过程首先将药物配置成含固体物质4%～15%的稀溶液，然后采用缓慢冻结法或快速冻结法冻结，冻结温度通常应低于产品低共熔点10～20 ℃。在此过程中，药液中的水即被冻结成结晶，药物分散在晶体结构中。缓慢冻结法形成结晶数量少、晶体粗，但冻干效率高；快速冻结法是将冻干箱先降温至－45 ℃以下，再将制品放入，因急速冷冻而析出细晶，形成结晶数量多，晶粒细，制得产品疏松易溶，引起蛋白质变性的概率小，对酶类、活菌、活病毒的保存有利。实际工作中，根据具体品种选用预冻方法。

预冻时间一般为 2 ~ 3 h，有些品种需要更长时间。新产品冻干时，应先测出其低共熔点。低共熔点是在水溶液冷却过程中，冰和药物同时析出结晶混合物（低共熔混合物）时的温度，测定方法有热分析法和电阻法。

② 升华干燥（一次干燥）

升华干燥可采用一次升华法或反复预冻升华法。

一次升华法：先将处理好的产品溶液在干燥箱内预冻至低共熔点以下 10 ~ 20 ℃，冷凝器温度降至 -45 ℃以下，启动真空泵，当干燥箱内真空度达 13.33 Pa（0.1 mmHg）以下关闭冷冻机，通过搁置板下的加热系统缓缓加温，提供升华过程所需热量，温度逐渐升高至约 -20 ℃，药液中水分升华。该法适用于低共熔点 -20 ~ -10 ℃的产品，且溶液浓度、黏度不大、装量厚度 10 ~ 15 mm 的情况。

反复冷冻升华法：如产品的低共熔点为 -25 ℃，可将温度降至 -45 ℃，然后升温到低共熔点附近（-27 ℃），维持 30 ~ 40 min，再降温至 -40 ℃。如此反复，使产品结构改变，外壳由致密变为疏松，有利于水分升华。此方法适用于某些低共熔点较低，或结构比较复杂、黏稠等难于冻干的产品，如蜂王浆等。

③ 二次干燥

当升华干燥阶段完成后，为尽可能除去残余的水，需要进一步再干燥。再干燥的温度根据产品性质确定，如 0 ℃，25 ℃等。制品在保温干燥一段时间后，整个冻干过程即告结束。

（4）封口与轧盖

冷冻干燥好的半成品通过安装在冻干箱内的液压或螺杆升降装置全压塞。然后将已全压塞的制品容器移出冻干箱，用铝盖轧口密封。

3）冷冻干燥设备

冷冻干燥设备俗称冻干机。冻干机通常由 6 个部分组成：冻干箱、真空冷凝器、真空系统、热源系统、制冷系统和仪表控制系统（见图 5-5）。

冻干箱是药品在其内部完成冻结和真空干燥过程的容器，箱内设置有导热搁板和搁板升降机构、充气装置、灭菌与清洗装置。搁板一般采用三合板式结构，液体传热介质在栅板回路间循环流动提供升华所需热量；搁板升降机构用于装瓶、西林瓶压塞和出瓶。由于制品处于升华干燥阶段时，1 体积的冰将产生出 100 万体积的水蒸气，一般真空系统绝不可能处理如此大量的水蒸气，真空冷凝器实际上起到了一个特殊真空泵的作用，它在收集水蒸气的同时，把水蒸气冻结成冰。由此可见，冻干机的性能、冻干箱的无菌状态对冻干粉针剂的质量影响很大。

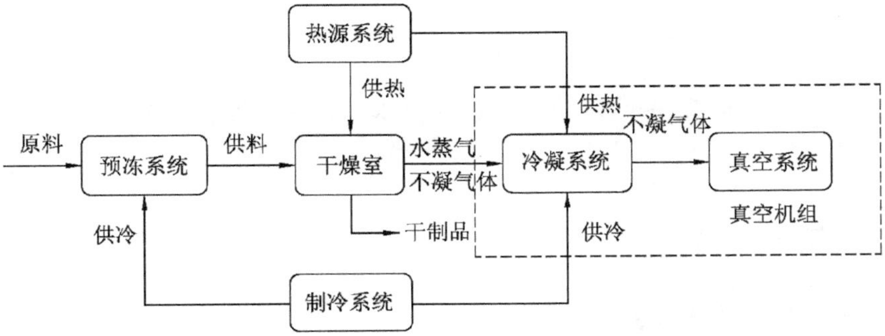

图 5-5 冻干机组成示意图

4）质量控制

冻干粉针剂生产中常遇到以下几方面的问题：

（1）产品外形不饱满或萎缩

冻干产品正常的外形是颜色均匀、孔隙致密的海绵状团块结构，并保持冻干前的体积与形状。若产品出现外形不饱满或萎缩的情况，产生原因可能是干燥不彻底，残存小量冰晶可造成产品萎缩；冻结温度过高、时间太短或一次干燥时温度和压力过高，可因部分产品熔化而造成产品泡坑、塌陷和空洞；产品配方中所含固体物质太少，可能使药物成分在升华时随水蒸气一起飞散。解决办法从冻干工艺和处方设计两方面考虑，可在处方中加入适量甘露醇、氯化钠等填充剂，并采取反复预冻法，以改善制品的通气性，产品外观即可得到改善。

（2）产品含水量不合要求

产品含水量过低的原因是干燥时间过长或二次干燥温度过高；产品含

水量过高的原因主要是装入容器的药液过厚、升华干燥过程中供热不足、冷凝器温度偏高或真空度不够等。因此，可采用旋转冷冻机及其他相应的方法解决产品含水量过高或过低的问题。

（3）喷瓶

喷瓶系指在高真空条件下，少量液体从已干燥的固体界面下喷出的现象。主要是预冻温度过高，供热太快，受热不匀或预冻不完全，在升华过程中制品部分液化，在真空减压条件下产生喷瓶。为防止喷瓶，必须控制预冻温度在共熔点以下 10 ～ 20 ℃，同时加热升华，温度不宜超过共熔点。

任务一　容器的洗涤 & 灭菌操作

任务准备

一、容器的洗涤和灭菌

注射用无菌粉末的容器有西林瓶、安瓿瓶等。安瓿瓶或西林瓶的处理需按注射剂的要求进行，均需进行灭菌处理。具体处理方法如下：先用自来水及毛刷刷洗西林瓶的外壁和内壁，然后用纯化水及新鲜注射用水冲洗干净，最后 180 ℃、1.5 h 干热灭菌处理。存放柜应有净化空气保护，存放不超过 24 h。

二、容器的洗涤和灭菌常用设备

1. 转盘式超声波洗瓶机

该洗瓶机由超声波水池、冲瓶传送装置、冲洗部分和压缩空气吹干等部分组成（见图 5-6）。工作时空瓶被浸没在超声波洗瓶池内，经超声波空化作用对瓶子内外进行清洗，再由送瓶螺杆将瓶子理齐并逐个送入送瓶器中，送瓶器完成接瓶、上升、交瓶和下降的动作，将瓶子依次交给大转盘上的机械手。瓶子在转盘内依次完成翻转、循环水冲洗、压缩空气吹干、新鲜水冲洗、压缩空气吹干和再翻转等动作，完成对瓶子“三水三气”的内外冲洗后，由拨盘送出清洗后的瓶子。

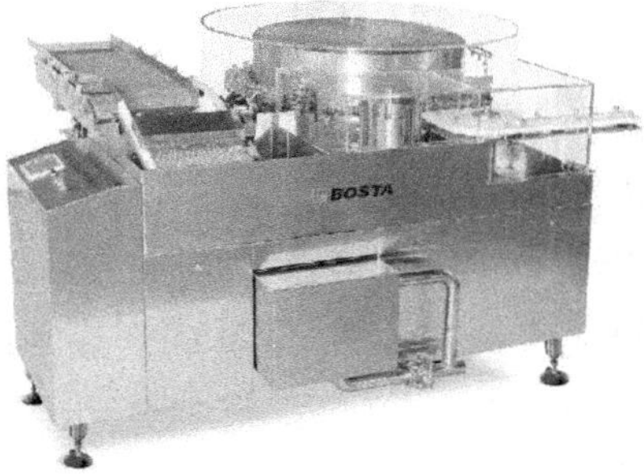

图 5-6　转盘式超声波洗瓶机

2. 螺旋轨道式超声波洗瓶机

该洗瓶机由超声波水池、送瓶轨道（包括两段螺旋轨道和一段直轨道）、冲洗装置等部分组成。工作时空瓶被螺旋轨道翻转送入超声波洗瓶池内（瓶口向下），经超声波空化作用对瓶子内外进行清洗，然后经倒冲洗和喷淋系统清洗瓶子内、外壁，冲洗干净后，再经螺旋轨道将瓶子翻转至瓶口向上位置，最后将瓶子送出洗瓶机。

3. 热辐射隧道灭菌烘箱

该设备由输送网带、箱体、净化装置、进排气系统、加热装置、机械传动装置和电气控制系统等组成（见图 5-7）。由不锈钢网带输送瓶子进入箱内，设在箱内的 A 级净化高效过滤器对空气进行过滤，再利用风机输送经远红外石英管辐射加热的 A 级洁净空气形成热空气层流，瓶子经箱内 A 级层流空气流加热达到干燥灭菌效果。瓶子经箱内低温区预热、灭菌区加热灭菌到冷却，完成整个瓶子的灭菌工艺。

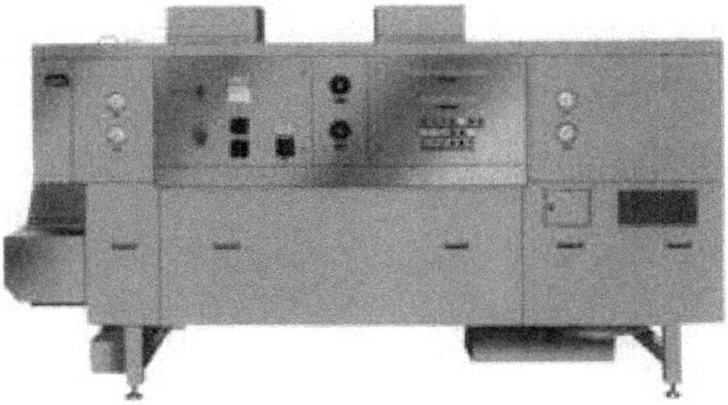

图 5-7　热辐射隧道灭菌烘箱

任务目标

（1）掌握洗瓶岗位操作程序。

（2）掌握洗瓶操作质量控制关键点。

（3）掌握 QCK300 超声波洗瓶机、GMS300 热辐射隧道灭菌烘箱的标准操作规程和清洁、保养标准操作规程。

（4）能操作 QCK300 超声波洗瓶机、GMS300 热辐射隧道灭菌烘箱进行洗瓶和灭菌，并对设备进行清洁保养工作。

任务卡

<table>
<tr><td>产品名称</td><td></td><td>生产批号</td><td></td><td>产品规格</td><td></td></tr>
<tr><td>处方</td><td colspan="5"></td></tr>
<tr><td>计划产量</td><td colspan="2"></td><td>起始日期</td><td colspan="2"></td></tr>
<tr><td>签发人</td><td colspan="2"></td><td>执行人</td><td colspan="2"></td></tr>
</table>

任务适用岗位及设备介绍

1. 任务适用岗位

洗瓶工、洗瓶质量检查工、工艺员。

2. 实训设备

QCK300 超声波洗瓶机、GMS300 热辐射隧道灭菌烘箱。

任务实施

批生产指令单

<table>
<tr><td>产品名称</td><td></td><td>产品规格</td><td></td><td>产品批号</td><td></td></tr>
<tr><td colspan="6">计划产量：

开始日期：　　　　　　　　　　　　结束日期：</td></tr>
<tr><td colspan="3">要求：</td><td colspan="3">处方：</td></tr>
<tr><td colspan="6">签发者：</td></tr>
</table>

1. 洗瓶岗位职责

（1）严格执行《洗瓶岗位操作法》《超声波清洗机标准操作规程》《热辐射隧道烘箱操作规程》。

（2）负责洗瓶所用设备的安全使用及日常保养，防止事故发生。

（3）自觉遵守工艺纪律，保证洗瓶、干燥、灭菌、冷却符合工艺要求，质量达到规定要求。

（4）做到岗位生产状态标志、设备所处状态标志、清洁状态标志清晰明了、准确无误。

（5）真实及时填好生产记录，做到字迹清晰、内容真实、数据完整，不得任意涂改和撕毁，做好交接记录，顺利进入下一道工序。

（6）工作结束或更换品种时应及时做好清洁卫生并按有关 SOP 进行清场工作，认真填写相应记录。

2. 洗瓶岗位操作法

（1）生产前准备

① 检查洗瓶间、洗瓶机台、隧道表面的卫生清洁情况。检查洗瓶机、隧道中是否有瓶子遗留。如有发现，则应清理干净才能开机生产。

② 检查各房间的压差是否符合工艺要求，如出现压差不符合要求则立即通知相关人员解决，至压差符合要求才能够进行生产。

③ 检查隧道各闸口是否打开至相应位置，启动隧道升温，检查电流、电压、温度是否正常。

④ 按要求检查纯化水、注射用水的可见异物是否符合要求，不符合要求则及时上报并做出相应的处理，合格后才能进行生产。

（2）生产操作

① 待隧道温度升至工艺要求值时，打开洗瓶机上的纯化水、注射用水、压缩空气开关，并调整纯化水、注射用水、压缩空气开关的压力至工艺要求范围。打开洗瓶机的超声波开关，开启洗瓶机进行洗瓶。

② 洗瓶过程中，按要求定时抽查清洗后的瓶子，如发现不合格则进行停机验查，解决后才能开机生产。

（3）生产结束

① 按要求将洗瓶间、洗瓶机台、隧道清洁干净。

② 经 QA 人员检查合格，发放清场合格证。

③ 关闭机台及照明电源，按要求离开洗瓶间。

（4）记录

如实填写生产操作记录（见表 5-2）。

表 5-2　安瓿清洗灭菌记录

<table>
<tr><td colspan="3">品名：</td><td colspan="2">规格：</td></tr>
<tr><td colspan="3">产品批号：</td><td colspan="2">日期：</td></tr>
<tr><td colspan="2">计划产量：　　　瓶</td><td colspan="2">实际产量：　　　瓶</td><td>生产指令号：</td></tr>
<tr><td colspan="5">工艺要点：① 瓶子应无色澄明，瓶壁不挂水。② 每瓶毛、片总数≤5 个。③ 长毛及色点不应有。④ 瓶子残留水：每瓶残留水不超过一滴。⑤ 瓶子质量检查每 2 h 检查一次。</td></tr>
<tr><td colspan="5">洗瓶工艺条件记录</td></tr>
<tr><td rowspan="2">项目
时间</td><td colspan="3">总管压力表</td><td rowspan="2">记录人</td></tr>
<tr><td>压缩空气
0.1 ～ 0.15 MPa</td><td>注射用水
0.1 ～ 0.15 MPa</td><td>纯化水
0.1 ～ 0.2 MPa</td></tr>
<tr><td></td><td></td><td></td><td></td><td></td></tr>
<tr><td></td><td></td><td></td><td></td><td></td></tr>
<tr><td></td><td></td><td></td><td></td><td></td></tr>
</table>

续表

洗瓶质量检查情况					
抽查时间	注射用水澄明度	瓶子清洁度	瓶子残留水	压缩空气澄明度	记录人
	符合□不符合□	符合□不符合□	符合□不符合□	符合□不符合□	
	符合□不符合□	符合□不符合□	符合□不符合□	符合□不符合□	
	符合□不符合□	符合□不符合□	符合□不符合□	符合□不符合□	

静压差检查					
压力差测量点	压差要求	时间	压力差/Pa	记录人	备注
洗瓶间→砌瓶间	>10 MPa				
洗瓶更洁净衣间→洗瓶更衣更鞋间	>10 MPa				
分装间→洗瓶间	>10 MPa				

隧道灭菌记录						
工艺要点：灭菌隧道灭菌段温度 320 ℃以上。开机后每 30 min 记录一次。						
序号	时间	设定温度 320 ℃	各段温度/℃		转速/（$r \cdot min^{-1}$）	记录人
			灭菌前段	灭菌后段		
1						
2						
3						

洗瓶物料平衡
$\frac{\text{使用量}+\text{残损量}}{\text{领用量}} \times 100\% = \frac{\text{（万支）}}{\text{（万支）}} \times 100\% =$

3. 质量控制关键点

（1）外观。应光亮、洁净、无花斑等。

（2）洁净度。抽取 100 个灭菌后的瓶子进行洁净度检查，合格的瓶子应光洁，不得有纤维、白点、异物、玻璃，合格率应符合有关规定。

（3）无菌度。检查结果应符合有关要求。

（4）破损率。检查结果应符合内控要求。

任务考核

<table>
<tr><th>考核内容</th><th colspan="2">技能要求</th><th>分值</th></tr>
<tr><td rowspan="2">生产前准备</td><td>生产工具准备</td><td>1. 检查核实清场情况，检查清场合格证
2. 对设备状况进行检查，确保设备处于合格状态
3. 对生产用的工具的清洁状态进行检查</td><td rowspan="2">10</td></tr>
<tr><td>物料准备</td><td>按生产指令领取西林瓶，核对检验报告单、规格、批号</td></tr>
<tr><td>洗瓶灭菌操作</td><td colspan="2">1. 按操作规程检查和开启超声波洗瓶机及各阀门，对西林瓶进行清洗
（1）正确开启各阀门
（2）正确启动设备，并调整至适当速度
2. 按操作规程检查和开启热辐射隧道灭菌烘箱，对西林瓶进行干燥灭菌
（1）设定工作温度
（2）正确检查隧道的加热段/预热段/冷却段的压差
（3）待温度达到设定值后才开启输送带进行灭菌
3. 按以下顺序停止设备
（1）超声波洗瓶机：关调速和超声波开关，然后关水泵，断开电源开关；关闭纯化水、注射用水、空气阀门
（2）热辐射隧道灭菌烘箱：关闭加热系统；待隧道温度下降到100 ℃以下时，关闭排风机；关闭输送带开关；关闭总电源</td><td>50</td></tr>
<tr><td>质量控制</td><td colspan="2">外观光亮、洁净、无花斑，洁净度检查和无菌度检查合格</td><td>10</td></tr>
<tr><td>记录</td><td colspan="2">岗位操作记录填写准确完整</td><td>10</td></tr>
<tr><td>生产结束清场</td><td colspan="2">1. 作业场地清洁
2. 工具和容器清洁
3. 生产设备的清洁
4. 清场记录</td><td>10</td></tr>
<tr><td>其他</td><td colspan="2">正确回答考核人员的提问</td><td>10</td></tr>
</table>

思考题

（1）洗瓶时破瓶较多的原因有哪些？怎样排除？

（2）启动热辐射隧道灭菌烘箱后是否可以马上开启输送带，送瓶入隧道灭菌？

操作规程

一、QCK300超声波洗瓶机的标准操作规程

1. 开机前的准备工作

（1）检查洗瓶间的温湿度、压力是否符合要求。

（2）检查主机、水泵电机电源是否正常，超声波发生器是否完好，整机外罩是否罩好。

（3）检查各润滑点的润滑状况。

（4）检查水路连接部位有无泄漏，过滤器罩是否紧牢，水阀开关是否灵活、可靠。

（5）检查各仪器仪表是否显示正常，各控制点是否可靠。

（6）检查外加水和压缩空气是否正常。

（7）检查溢水管、循环水过滤器是否正常。

（8）先前检查进瓶盘轨道、翻瓶轨和拨瓶轮是否与生产规格瓶一致。

2. 开机

（1）合上机器电源开关，将瓶子正放摆至进瓶盘上（瓶口向上）。

（2）打开纯化水阀门，使储液槽内注满水，打开水泵开关，使超声波清洗槽灌满水，调整进水，使槽内保持一定的水位。

（3）打开纯化水、注射用水、空气阀门，调整纯化水供水压力为0.1～0.2 MPa，注射用水供水压力为0.1～0.15 MPa，供气压力为0.1～0.15 MPa。当水位达到规定水位以后，打开超声波开关（严禁不到水位打开超声波），调整超声波电流值，超声波清洗机进入工作状态，打开调速开关，空转2 min，检查设备和机械传动结构是否正常、运转声音是否正常，如正常即可开始生产。

（4）将进瓶盘上的瓶子推入旋转轨道翻转180°，使瓶口朝下，进入超声波水槽，开始超声波清洗，然后进入反冲轨道，经反冲清洗和洁净空气干后，再翻转180°，最后进入下一道工序传送带上。

3. 停机

（1）生产结束后先关调速和超声波开关，然后关水泵，断开电源

开关。

（2）关闭纯化水、注射用水、空气阀门。

4. 清洁与清场

（1）打开护罩，将水槽内的水放尽。

（2）旋松循环水过滤器下面的放水口，将过滤器内的水放尽，清理过滤网。

（3）打开水槽，将玻璃碎扫干净，依次用5%的$NaHCO_3$溶液、新鲜自来水冲洗。

（4）将循环水过滤罩取出，清洗干净。

（5）将机器外表的污渍、水渍都擦干净。

（6）清洗时不得使电器箱操作面板上沾水，以免损坏设备或发生漏电事故。

（7）清洁天花板、墙壁、地面。

二、GMS300超声波洗瓶机的标准操作规程

1. 开机前准备工作

（1）检查灭菌干燥操作室的温湿度、压力是否符合要求。

（2）检查电源是否正常。

（3）检查电动机、电器有无卡住、脱落部件的现象，各机构动作是否正常。

（4）检查电动机、电器及控制线路的绝缘电阻，同时还要检查各接地导线是否牢固可靠。

（5）检查各润滑点的润滑状况。

2. 开机

（1）开启电柜总开关。

（2）开启隧道前端、冷却段排风机。

（3）开启隧道加热总开关，温控调节如下：预热段250 ℃，灭菌Ⅰ段、灭菌Ⅱ段370 ℃，保温段250 ℃。

（4）检查隧道的加热段/预热段/冷却段的压差应保持相对正压。

（5）当隧道预热段温度达到250 ℃以上，灭菌Ⅰ段、灭菌Ⅱ段达到350 ℃以上，保温段达250 ℃以上时，开启输送带，开始送瓶入隧道

灭菌。

3. 停机

（1）关闭加热系统。

（2）待隧道温度下降到 100 ℃以下时，关闭排风机。

（3）关闭输送带开关。

（4）关闭总电源。

4. 清洁与清场

（1）清除隧道内的碎玻璃。

（2）用湿布擦净机器表面的污物，但电器箱操作面板不得用水冲洗。

（3）清洁天花板、墙壁、地面。

（4）QA 核查，发清场合格证。

5. 保养

（1）设备保养必须在关闭加热系统、切断电源后，待温度下降到 50 ℃以下时才能进行。

（2）不锈钢网带若打滑，可调节其张紧装置。

（3）若经隧道灭菌后瓶子温度偏高，则应检查冷却段排风机运转正常与否，空调系统送风量是否达到工艺要求。

任务二 胶塞的洗涤 & 灭菌操作

任务准备

一、胶塞的洗涤和灭菌

胶塞的处理按注射剂的要求进行，需进行灭菌处理。具体处理方法如下：先用酸碱处理，然后用纯化水及新鲜注射用水冲洗干净，然后加硅油进行硅化，最后 125 ℃、2.5 h 灭菌。存放柜应有净化空气保护，存放不超过 24 h。

二、胶塞的洗涤和灭菌常用设备

全自动湿法超声波胶塞清洗机由清洗箱、清洗桶、变频变速的主轴传动机构、进料装置、超声波、风机、热风器、循环水泵、水管路、气动球阀、真空泵、出料装置、自动控制柜等 20 多个部件组成（见图 5-8），能完成胶塞的洗涤、硅化、灭菌、干燥等工序。

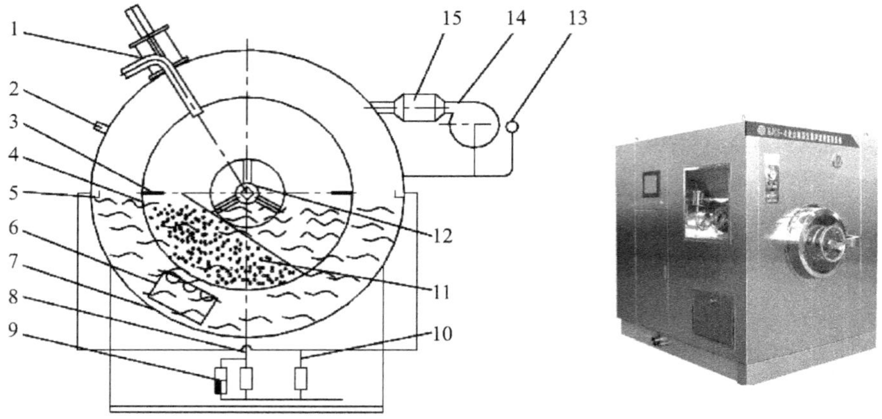

(a) 结构示意图　　(b) 实物图

1—进料装置；2—温度计接管；3—搅拌桨；4—清洗桶；5—溢流槽；
6—超声波；7—清洗箱；8—排水管；9—疏水阀；10—溢流管；
11—胶塞；12—内门；13—新风口；14—风机；15—热风器

图 5-8　全自动湿法超声波胶塞清洗机

任务目标

（1）掌握洗胶塞岗位操作程序。

（2）掌握洗胶塞操作质量控制关键点。

（3）掌握《KJCS-2ES 胶塞清洗机的标准操作规程》《胶塞清洗机清洁标准操作规程》等。

（4）能操作 KJCS-2ES 胶塞清洗机对胶塞进行洗涤、灭菌、干燥，并对设备进行清洁保养工作。

任务卡

产品名称		生产批号		产品规格	
处方					
计划产量			起始日期		
签发人			执行人		

任务适用岗位及设备介绍

1. 任务适用岗位

洗胶塞工、胶塞清洗质量检查工、工艺员。

2. 实训设备

KJCS-2ES 胶塞清洗机。

任务实施

批生产指令单

产品名称		产品规格		产品批号	
计划产量： 开始日期：			结束日期：		
要求：			处方：		
签发者：					

1. 洗胶塞岗位职责

（1）严格按工艺要求和操作规程，进行胶塞洗涤、硅化、冲洗、灭菌和干燥工作，保证质量，防止差错。

（2）按生产计划积极与上下工序沟通，按时按量完成生产。

（3）负责胶塞清洗机的安全使用及日常保养，防止事故发生。

（4）真实及时填好生产记录，做到字迹清晰、内容真实、数据完整，不得任意涂改和撕毁，做好交接记录，顺利进入下一道工序。

（5）按要求做好清场和清洁工作。

（6）负责本工序设备和工具的清洁、养护、保管、检查，发现问题及时上报。

（7）做到岗位生产状态标志、设备及生产工具所处状态标志清晰明了，准确无误。

2. 洗胶塞岗位操作法

（1）生产前准备

① 检查胶塞清洗间是否有清场合格标志，是否在有效期内，否则按清场标准操作规程进行清场并经 QA 人员检查合格后，填写清场合格证，才能进行下一步操作。

② 检查设备是否有“合格”标牌、“已清洁”标志，且在有效期内。

③ 检查胶塞清洗间、胶塞清洗机的卫生清洁状况。

④ 检查操作间的压差是否符合工艺要求，如出现压差不符合要求则立即通知相关人员进行解决，至压差符合要求才能够进行生产。

⑤ 检查各传动部分的组装情况，开机时先开始点动，然后从低速逐步提高到高速运行，确认运行状态正常后，进入生产。

（2）洗胶塞操作

按《胶塞清洗机标准操作规程》完成胶塞加料、洗涤、取样、硅化、冲洗、蒸汽灭菌、灭菌后真空干燥、热风气相干燥、热风后真空干燥、常压化和降温处理、出料等操作。

（3）生产结束

按《胶塞清洗机清洁标准操作规程》清洁设备，《胶塞清洗间清场标准操作规程》进行清场，经 QA 人员检查合格后发清场合格证。

（4）记录

如实填写生产操作记录（见表 5-3）。

表 5-3　胶塞洗涤、灭菌及干燥记录

<table>
<tr><td>品名：</td><td>规格：</td><td>生产批号：</td></tr>
<tr><td>日期：　　年　月　日</td><td>计划产量：</td><td>生产指令号：</td></tr>
<tr><td colspan="3">操作要点：① 胶塞先用纯化水洗 3 次，再用注射用水漂洗 2 次。② 在 121 ℃下用纯蒸汽灭菌 30 min。③ 热风干燥，温度不低于 120 ℃，干燥时间不少于 60 min，冷却至室温后可取出胶塞。</td></tr>
<tr><td>胶塞处理批号</td><td></td><td></td></tr>
<tr><td>胶塞处理数量</td><td>万只</td><td>万只</td></tr>
<tr><td>纯化水压力</td><td>MPa</td><td>MPa</td></tr>
<tr><td>纯化水澄明度检查</td><td>符合□　不符合□</td><td>符合□　不符合□</td></tr>
<tr><td>纯化水漂洗次数</td><td>次</td><td>次</td></tr>
<tr><td>注射用水压力</td><td>MPa</td><td>MPa</td></tr>
<tr><td>注射用水澄明度检查</td><td>符合□　不符合□</td><td>符合□　不符合□</td></tr>
<tr><td>注射用水漂洗次数</td><td>次</td><td>次</td></tr>
<tr><td>洗涤时间</td><td>min</td><td>min</td></tr>
<tr><td>蒸汽灭菌压力</td><td>MPa</td><td>MPa</td></tr>
<tr><td>蒸汽灭菌温度</td><td>℃</td><td>℃</td></tr>
<tr><td>灭菌时间</td><td>min</td><td>min</td></tr>
<tr><td>热风干燥温度</td><td>℃</td><td>℃</td></tr>
<tr><td>干燥时间</td><td>min</td><td>min</td></tr>
<tr><td>开/停时间</td><td></td><td></td></tr>
<tr><td>记录人</td><td></td><td></td></tr>
</table>

3. 质量控制关键点

（1）胶塞洗净度检查

① 取最终淋洗水 50 mL，与纯化水比色，目测应无可视差异。

② 取最终淋洗水按《药典》微生物限度检查法检查10 个培养皿，结果应符合有关规定。

（2）胶塞外表损伤检查

胶塞硅化后显微镜检查表面粗糙性和表面机械损伤，应符合要求。

（3）内毒素检查

胶塞灭菌后进行内毒素检查，结果应符合有关要求。

（4）干燥度检查

胶塞干燥后进行干燥度检查，应符合有关要求。

任务考核

<table>
<tr><th>考核内容</th><th colspan="2">技能要求</th><th>分值</th></tr>
<tr><td rowspan="2">生产前准备</td><td>生产工具准备</td><td>1. 检查核实清场情况，检查清场合格证
2. 对设备状况进行检查，确保设备处于合格状态
3. 对生产用的工具的清洁状态进行检查</td><td rowspan="2">10</td></tr>
<tr><td>物料准备</td><td>按生产指令领取待清洗的胶塞，核对检验报告单、规格、批号</td></tr>
<tr><td>胶塞清洗、硅化、灭菌、干燥操作</td><td colspan="2">1. 按操作规程正确加料
2. 按操作规程正确操作设备，对胶塞进行洗涤、取样、硅化、冲洗、灭菌、干燥、常压化和降温处理
3. 按操作规程对处理后的胶塞进行出料
4. 按操作规程要求进行停机</td><td>50</td></tr>
<tr><td>质量控制</td><td colspan="2">胶塞洗净度、外表损伤度、内毒素、干燥度检查应符合有关要求</td><td>10</td></tr>
<tr><td>记录</td><td colspan="2">岗位操作记录填写准确完整</td><td>10</td></tr>
<tr><td>生产结束清场</td><td colspan="2">1. 作业场地清洁
2. 工具和容器清洁
3. 生产设备的清洁
4. 清场记录</td><td>10</td></tr>
<tr><td>其他</td><td colspan="2">正确回答考核人员的提问</td><td>10</td></tr>
</table>

思考题

（1）全自动湿法超声波胶塞清洗机能对胶塞进行哪些处理？

（2）开机前的检查包括哪些项目？

操作规程

KJCS-2ES 超声波洗瓶机的标准操作规程：

一、开机前的准备工作

（1）检查胶塞清洗室的温湿度、压力是否符合要求。

（2）检查胶塞清洗室是否有清场合格标志，并在有效期内，否则按清场标准操作规程进行清场并经 QA 人员检查合格后，发清场合格证，才能进行下一步操作。

（3）检查胶塞清洗机是否有“合格”“已清洁”标志，并对设备进行检查，确认设备正常，方可使用。

（4）检查设备电源是否接通，压缩空气压力、蒸汽压力、纯化水入口压力、注射用水入口压力是否达到工艺控制条件并调节好，打开饮用水阀门，根据化验单和送料单核对胶塞数量、厂家、批号、色型等，做好记录。

（5）检查各传动部分的组装情况，开车时先开始点动，然后从低速逐步提高到高速运行，确认运行状态正常后，进行下一步操作。

二、开机操作

1. 加料

先关闭全部阀门，然后启动主轴转动，按下加料开关，待清洗桶加料口对准加料位置后，主轴停止转动，进料阀打开，开启真空泵和真空泵阀进行吸料，完成吸料后，关闭进料阀。

2. 洗涤

（1）喷淋粗洗：启动主传动轴后，接通纯化水管路，再打开纯化水阀、溢流水阀、排水阀、常压化阀，对胶塞进行强力冲洗，一边冲洗，一边将冲洗下来的污物立即排出。冲洗 3 ~ 5 min 后，关闭纯化水阀，水排尽后关闭溢流水阀、排水阀、常压化阀。

（2）纯化水漂洗：即强力喷淋、慢速翻滚搅拌及气冲清洗。开启纯化水阀、常压化阀由进水管向清洗桶内强力喷淋充水，待水位充满至上水位后，关闭纯化水阀（此时纯化水按设定的启停比启动），开启喷淋阀、循环水泵阀、溢流水阀、超声波和循环水泵，此时进入强力喷淋、慢速翻滚搅拌、超声波清洗、溢流口溢流清洗，很快将黏附脏物清洗干净。计时结束后，关闭纯化水阀、喷淋阀、循环水泵阀、超声波和循环水泵，打开排水阀排水，水排尽后关闭溢流水阀、排水阀、常压化阀。

（3）喷淋后冲洗：开启冲洗阀、溢流水阀、排水阀、常压化阀，进行箱壁冲洗和胶塞冲洗，计时结束关闭冲洗阀，水排尽后关闭溢流水阀、排水阀、常压化阀。

（4）注射用水精洗：开主机、注射水阀、溢流水阀、排水阀、常压化阀，其中排水阀开启 10 s 后关闭，向清洗桶内喷淋和充水，充水至上水位时，注射水阀自动关闭（注射水阀按设定的启停比启动和关闭），开喷淋阀、循环水泵阀、超声波和循环水泵精洗。精洗时间结束后，关闭主机、喷淋阀、循环水泵阀、溢流水阀、注射水阀、常压化阀、超声波和循环水泵。

3. 取样

由于胶塞质量或换批号等，原有粗、精洗的工艺参数不一定能达到洁净度要求，应进行取样分析。经分析后如未能达到洁净度指标，可重复进行清洗，合格后才可转入下一道工序。

当清洗桶停止转动，取样口自动对正外取样口及指示绿灯亮，打开清洗箱上快开取样口盖（视镜），再拉开清洗桶上的取样拉门，用取样器取样。取样后先关好清洗桶上的取样拉门，再关闭快开取样口盖，按“结束取样”键，转入下一道工序。

4. 硅化

（1）需进行硅化的胶塞，在清洗合格后进行。打开硅油加料阀，将硅油加入清洗箱内，为了使硅油在清洗液中均匀溶化，清洗桶应保持中速旋转进行搅拌。

（2）打开注射水阀、常压化阀，向清洗箱加水至上水位，打开蒸汽加热阀，对清洗液进行加热，至 80 ~ 90 ℃后关闭，同时主轴保持低速转动。

（3）硅化后，打开排水阀和溢流阀，放净全部清洗液后，关闭溢流阀、排水阀、常压化阀。

5. 冲洗

（1）开启冲洗阀、溢流水阀、排水网、常压化阀，对箱壁和胶塞进行强力冲洗。

（2）箱壁冲洗后，关闭冲洗阀，水排尽后关闭溢流水阀、排水阀和常压化阀。

6. 蒸汽灭菌

（1）打开蒸汽阀，再打开疏水阀，其他阀门应处于关闭状态（为了置换清洗箱内冷空气打开蒸汽阀时，应打开排水阀、溢流水阀数秒排出冷空气后关闭）。

（2）温度升到灭菌温度（121℃）后关闭蒸汽阀（调整蒸汽阀的开关状态以保持箱内温度达到设定温度），蒸汽压力为 0.125 MPa，最大不应超过 0.14 MPa，保持 40 min。

（3）灭菌时间到，关闭蒸汽阀，打开排水阀、疏水阀和常压化阀排放残留冷凝水和降压处理，排水后关闭排水阀、疏水阀和常压化阀。

7. 灭菌后真空干燥

（1）关闭系统中所有阀门后，打开真空泵阀，启动真空泵，开始抽吸真空，这时真空泵的供水电磁阀应自动开启供水。

（2）真空度应不低于 -0.09 MPa，保持 30 min 后停止抽真空，关闭真空泵阀，然后关闭真空泵。

（3）打开常压化阀 30 s 后关闭。

8. 热风气相干燥

对胶塞的水分要求较高时，可进行热风加热再抽真空干燥以降低含水率。

（1）打开循环风进口阀，待清洗箱内压力达到常压后，打开循环风出口阀。

（2）启动热风风机及电热器，将清洗桶内胶塞加热至 100 ℃，进行热风干燥。

（3）热风干燥结束后，关闭循环风出口阀、循环风进口阀、风机、加热器（当箱内有水时开启疏水阀，至箱内无水时延迟 10 s 关闭疏水阀）。

9. 热风干燥后真空干燥

（1）开启真空泵阀及真空泵，抽吸真空，真空电磁阀开始计时。

（2）真空干燥完成后，关闭真空泵阀、真空泵、真空电磁阀，打开常压化阀30 s。

10. 常压化和降温处理

（1）开启真空泵阀、真空泵、真空电磁阀、箱体新风进口阀进行降温。

（2）当箱内上温度降到“冷却温度”设定值后关闭主机、真空泵阀、箱体新风进口阀、真空泵、真空电磁阀，结束此步骤。

11. 出料

（1）当清洗箱内的压力处于常压和常温时，可进行出料操作。

（2）屏幕图文框显示有“自动出料作业中”，按下该图文框上的“释放前门”，开启前门锁定气动阀。

（3）前出料门左边电器操作板上的绿色指示灯亮，前门出料员根据提示开启前门，安装出料工具，按“出料”开关，其绿色出料指示灯会随之点亮，出料接嘴向下转动，到下限位后出料装置停止运行。

（4）旋转调速电位器选择所需要的出料转速，胶塞由螺旋反转出料机构输送到出料接嘴后装入接料桶中，直至出料结束。

（5）出料结束后，由前门出料员旋转调速电位器至零位，使主机转速减至最低速直到停止转动，再按一下“出料”开关按钮，绿色出料指示灯灭，出料接嘴向上复位，到上限位后出料装置停止运行。

三、停机操作

（1）将出料接嘴取下，关好大门并旋转手轮至关闭状态，通知洗胶塞人员按“锁定前门”和“结束”键。

（2）关闭总电源。

四、清洁与清场

（1）用丝光毛巾擦干净设备的各个表面，要求做到光亮无尘。

（2）清洁天花板、墙壁、地面。

（3）QA 核查，发清场合格证。

洗胶塞操作注意事项：

① 开机前需进行以下检查：系统通电后无报警；所有系统阀门是否处于关闭状态，各压力表读数是否正常；压缩空气压力是否正常（0.6 ~ 0.8 MPa）；急停按钮是否在开启位置。

② 应等主轴停止运转以后，才可进行加胶塞操作。

③ 清洗箱蒸汽灭菌时，箱内最高压力应不高于 0.16 MPa。

④ 蒸汽灭菌后，应等箱内蒸汽压力下降后，再开启真空泵。

⑤ 取样时应用取样器取样，严禁将手直接伸入清洗箱取样。

⑥ 应等出料指示灯亮时，再打开出料门进行出料操作。

⑦ 出料时清洗箱内温度应低于 70 ℃。

⑧ 箱内有正、负压时，禁止开启出料门和取样口门，指示灯为红灯时，亦禁止开启（清洗箱内有正压时，出料门有自锁装置）。

⑨ 无水时禁止开启真空泵。

五、保养

（1）每班加少量硅油至主传动轴上的三套机械密封的密封面处进行润滑。

（2）出料大门的两个折弯转轴，每班应从油嘴注入微量硅油，中心齿轮轴的滚动轴承，每年应更换一次润滑脂。

（3）进料气缸下的进料管应一个星期加一次硅油。

（4）空气雾化器应定期加雾化油，定期清理空气过滤器。

（5）主轴传动架内的滚动轴承，采用钠脂或钾脂润滑脂，每年应更换一次，减速机润滑油使用一年后应更换新油。

（6）气动阀门在使用正常条件下，2 ~ 3 年应更换一次“O”形密封圈。

（7）过滤器的水阻大于原来一倍时，应拆下滤芯清洗或更换新滤芯。

（8）当过滤器压差大于或小于原来的一倍时，应更换。

任务三　无菌粉末分装操作

任务准备

一、无菌粉末分装

无菌原料可用灭菌结晶法、喷雾干燥法等制备，必要时需进行粉碎、过筛等操作，精制成无菌粉末，符合无菌注射用规格的精制药物粉末可进行分装。按 GMP 要求，分装须在高度洁净的 A 级洁净度环境中按照无菌操作法进行。除特殊规定外，分装室温度为 18 ~ 26 ℃，相对湿度应控制在分装产品的临界相对湿度以下。若分装室湿度过高，则粉末吸湿后易粘连也不易分装均匀；若分装室过于干燥，则粉末易带电荷，流动性降低。分装机械有插管分装机、螺旋自动分装机与真空吸粉分装机等。此外，青霉素分装车间不得与其他抗生素分装车间轮换生产，以防止交叉污染。分装后的西林瓶立即压丁基胶塞、轧铝塑盖密封。

二、无菌粉末分装常用设备

1. 螺杆分装机

螺杆分装机（见图 5-9）利用螺杆的间歇旋转将药物定量分装到瓶内，完成装粉后，胶塞经过振荡器振荡，由轨道滑出，落到机械手中被夹住，盖在瓶口上。该设备有单头分装机和多头分装机两种。通过控制螺杆的转角就能准确计量药粉的装量，其容积计量精度可达 ±2% 。

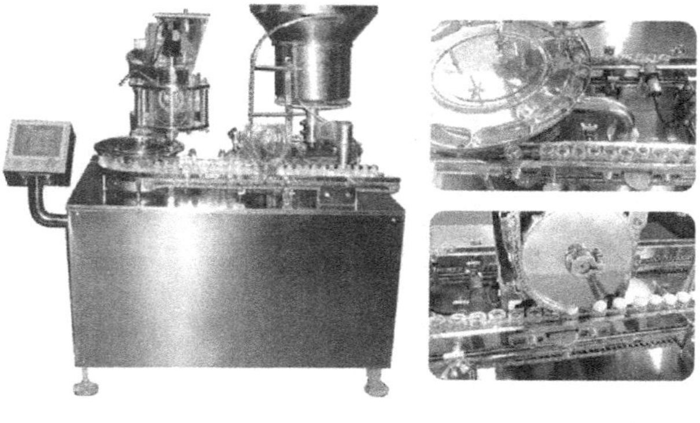

图 5-9　螺杆分装机

2. 气流分装机

气流分装机利用真空吸取定量容积粉剂，再经净化干燥压缩空气将粉剂吹入瓶中，其装量误差小，速度快，机器性能稳定。可通过调节活塞深度来控制装粉剂量。

任务目标

（1）掌握无菌粉末分装岗位操作程序。

（2）掌握无菌粉末分装质量控制关键点。

（3）掌握《DRF-3 型螺杆分装机的标准操作规程》。

（4）能操作 DRF-3 型螺杆分装机分装无菌粉末，并进行清洁工作。

任务卡

产品名称		生产批号		产品规格	
处方					
计划产量			起始日期		
签发人			执行人		

任务适用岗位及设备介绍

1. 任务适用岗位

无菌粉末分装工、无菌粉末分装质量检查工、工艺员。

2. 实训设备

DRF-3 型螺杆分装机。

任务实施

批生产指令单

产品名称		产品规格		产品批号	
计划产量： 开始日期：			结束日期：		
要求：			处方：		
签发者：					

1. 无菌粉末分装岗位职责

（1）严格执行《无菌粉末分装岗位操作程序》《螺杆分装标准操作规程》。

（2）负责分装所用设备的安全使用及日常保养，防止事故发生。

（3）严格执行生产指令，保证分装质量达到规定的质量要求。

（4）自觉遵守工艺纪律，保证分装装量达到规定要求，避免药物污染。

（5）真实及时填好生产记录，做到字迹清晰、内容真实、数据完整，不得任意涂改和撕毁，做好交接记录，顺利进入下一道工序。

（6）工作结束或更换品种时应及时做好清洁卫生并按有关规程进行清场工作，认真填写相应记录。

（7）做到岗位生产状态标志、设备所处状态标志、清洁状态标志清晰明了、准确无误。

2. 无菌粉末分装岗位操作法

（1）生产前准备

① 检查操作间是否有清场合格标志，并在有效期内，否则按清场标准操作规程进行清场并经 QA 人员检查合格后，填写清场合格证，才能进行下一步操作。

② 检查设备是否有“合格”“已清洁”标志，且在有效期内。

③ 用 75% 的乙醇消毒擦净机器的台面、屏蔽门、进出瓶转盘、输送

带、轨道、理塞器、下塞轨道。

④ 把经过灭菌的机台选粉机构、装粉盒、料斗、螺杆、胶塞铲等装入密闭容器中保护送到分装车，对分装机进行装机操作，并调整好分装头的位置，使分装头正对瓶口。

⑤ 检查主机前后连接是否齐全有效，并检查紧固件有无松动，发现松动予以紧固。

⑥ 检查运动部件是否有障碍。

⑦ 挂运行状态标志，进入分装操作。

（2）分装操作

① 打开电源、气源并检查气压是否达到工艺要求。

② 把原料加入送粉盒，点动送粉，将药粉送入分装头料斗内，粉斗内药粉加入量以达到料斗观察窗下沿口高度为宜。

③ 把胶塞倒入振荡器内，调整振荡调压器，使振荡量适中胶塞排列顺畅。

④ 经隧道灭菌的瓶子送到进瓶转盘，按“转盘启停”键，使气缸将瓶子定位于准确的下粉位置，并调整下粉位置，校对下粉信号传感器，精确完成装粉动作，调节加塞部件和分装机速。

⑤ 根据分装的标准装量值，调节分装螺杆的参数、送粉周期控制装量，使分装机能稳定运行，具体操作步骤见机台型号对应的操作规程。

（3）生产结束

① 分装完毕后，依次关闭机台开关、总开关。

② 把料斗、分粉螺杆、送粉螺杆、装粉盒机构拆下，按《无菌粉末分装设备清洁操作规程》清洗消毒设备，按《分装间清场标准操作规程》进行清场，经QA人员检查合格，发清场合格证。

（4）记录

如实填写生产操作记录（见表5-4）。

表 5-4　胶塞洗涤、灭菌及干燥记录

品名：	规格：	生产批号：
日期：　　　年　　月　　日	计划产量：	生产指令号：

分装机工作情况				静压差检查			
机台号	机速/（瓶·min^{-1}）	开机时间	关机时间	压力差测量点及压力差要求	时间	压力差/Pa	记录人
机 1				穿洁净服间→脱外衣间 >10 Pa			
机 2				原料间→原料传递间 >10 Pa			
分装总量：　　　瓶				物料出口间→缓冲间 >10 Pa			
				分装间→轧盖间 >10 Pa			

温湿度记录（每小时记录一次）温湿度要求：温度（24 ±2）℃，相对湿度 45% ±5%

时间	温度/℃	相对湿度/%	测定人

分装装量检查记录

操作要点：① 称量时，每瓶药粉的质量做好记录。② 发现中间产品装量出现差异时，即通知分装机手进行调试，合格后方可重新开机。③ 抽查频率：15 min/次。质检员：4 次/班。

原料批号	标准装量/mg	装量控制范围/mg

机台号	时间	装量检查结果								检查人

胶塞使用情况（使用效期：　　h）

	出箱时间	处理批号	出箱量	使用量	退还量	结存数量	操作人
灭菌胶塞							

3. 质量控制关键点

（1）装量：装量差异限度参照《药典》现行版规定。

（2）外观：胶塞应严密盖在瓶口上，瓶身上不应沾有药粉。

任务考核

考核内容	技能要求		分值
生产前准备	生产工具准备	1. 检查核实清场情况，检查清场合格证 2. 对设备状况进行检查，确保设备处于合格状态 3. 对电子天平、电子秤进行检查核准 4. 对生产用的工具的清洁状态进行检查	10
	物料准备	1. 按生产指令领取药粉和胶塞 2. 按生产工艺规程制定标准核实所用物料（检验报告单、规格、批号）	
无菌粉末分装操作	1. 按正确步骤安装送粉机构、装粉盒、料斗、螺杆，并调整好分装头的位置 2. 正确安装两个金属夹，以检测料斗药粉出口处圆环内壁和下料螺杆的配合位置精度 3. 按正确步骤把药粉加入送粉盒，并进行送粉 4. 胶塞加入振荡盒内，调整振荡调压器，使振荡量适中、胶塞排列顺畅 5. 启动主电机，根据实际装量调节拨盘开关量 6. 根据料斗内的药粉余量，及时进行补充 7. 分装完毕后，依次关闭主电机、总开关		50
质量控制	1. 装量：装量差异限度参照《药典》现行版规定 2. 外观：胶塞应严密盖在瓶口上，瓶身上不应沾有药粉		10
记录	岗位操作记录填写准确完整		10
生产结束清场	1. 作业场地清洁 2. 工具和容器清洁 3. 生产设备的清洁 4. 清场记录		10
其他	正确回答考核人员的提问		10

思考题

（1）出现装量不合格的原因有哪些？

（2）拆装螺杆分装机时有哪些注意事项？

操作规程

KJCS-2ES 超声波洗瓶机的标准操作规程：

一、开机前的准备工作

（1）检查分装间的温湿度、压力是否符合要求。

（2）检查分装间是否有清场合格标志，并在有效期内，否则按清场标准操作规程进行清场并经 QA 人员检查合格后，发清场合格证，才能进行下一步操作。

（3）检查设备是否有“合格”“已清洁”标志，并对设备进行检查，确认设备正常，方可使用。

（4）用 75% 的乙醇消毒擦净机器的台面、屏蔽门、进出瓶转盘、输送带、轨道、理塞器、下塞轨道。

（5）按装配图把已消毒干燥的送粉机构、装粉盒、料斗、螺杆等装配好，并调整好分装头的位置，使分装头正对瓶口。

（6）接通电源总开关，将两个金属夹分别夹在两个料斗出口处的铜嘴紧固螺钉上，以检测料斗药粉出口处圆环内壁和下料螺杆的配合位置精度。若产生碰壳报警，应找出故障所在分装头，如属安装原因时，可调节料斗上面的紧固螺钉，使碰壳现象消除。

二、开机操作

（1）药粉从机台后面倒入送粉盒，然后按“送粉”按钮，将药粉送入Ⅰ号及Ⅱ号分装头料斗内，粉斗内药粉加入量以达到料斗观察窗下沿口高度为宜。

（2）送粉过程中应时进行搅拌，把主电机开关扳向“关”，停止其工作，然后按“启动”，使搅拌器工作。

（3）胶塞倒入振荡盒，调整振荡调压器，使振荡量适中胶塞排列顺畅。

（4）搅拌 1 ～ 2 min 后，“启动”主电机，设备进入正式运转，可按药粉装量预调拨盘开关量，再根据实际装量进行调节。

（5）分装过程中随时观察料斗内的药粉余量，药粉量明显降低时，应及时补充，保持在下沿口的高度，以保证装量稳定。

（6）设备运转时，应经常观察操作显示面板上的显示是否正常，特别是装粉和计数信号灯是否随本机运转面有规律地闪亮，其中装粉信号灯是在空瓶到位后亮而移瓶时闪亮，计数灯是在圆盘缺口对准在光电开关槽口中时亮，移瓶时熄灭。

三、停机操作

分装完毕后，依次关闭主电机、总开关。

四、清洁与清场

（1）把料斗、分粉螺杆、送粉螺杆、装粉盒机构拆下清洗，注意拆装部件时要轻拆、轻放、轻装，切忌碰撞变形。

（2）拆下的部件清洗完后放入卫生级灭菌柜灭菌、干燥。

（3）用湿布擦净设备表面和屏蔽门。

（4）清洁天花板、墙壁、地面。

（5）经 QA 核查，发清场合格证。

五、保养

（1）洁净保养，每班需要清理 3 ～ 4 次，随时做好机台的清洁卫生，防止药粉及污物流入电气控制部分。

（2）机器润滑：送粉传动部位及各油嘴注油点，每两天加机油 1 ～ 2 滴，齿轮等部位每月加油 1 ～ 2 次。

（3）步进电机等备件应存放在环境温度 -5 ～ 35 ℃，相对湿度不大于 75%，清洁、通风的库房内，存放期不得超过一年。

任务四　无菌粉末轧盖操作

任务准备

一、无菌粉末轧盖

铝盖先用清洁液洗涤，然后用纯化水及新鲜注射用水冲洗，最后 180 ℃加热 1 h 灭菌。无菌粉末分装后要立即压塞、轧盖封口，缩短药粉暴露时间。

二、无菌粉末轧盖常用设备

1. 单刀式轧盖机

该设备由进转盘、进瓶星轮、压盖头、轧盖刀轮、定位器、铝盖供料振荡器等组成。其工作原理是压好胶塞的瓶子由进瓶转盘送入轨通，经过下盖轨道时供盖装置将铝盖放置在瓶口上，再将瓶子送入压盖头下方，底座将瓶子顶起，由压盖头带动做高速旋转，同时压盖头压紧铝盖和胶塞，轧盖刀轮往中间挤压，压紧铝盖的下边缘，将铝盖下缘轧紧于瓶颈上。

2. 三刀式轧盖机

该设备工作原理与单刀式轧盖机相似，只是刀轮由 1 个增加到 3 个，轧盖的平衡性更好。

三刀式轧盖机如图 5-10 所示。

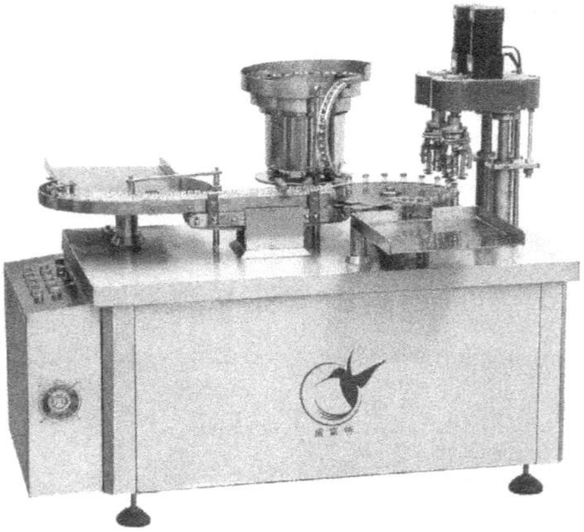

图 5-10 三刀式轧盖机

任务目标

（1）掌握轧盖岗位操作程序。

（2）掌握轧盖操作质量控制关键点。

（3）掌握《KGL-300D 轧盖机的标准操作规程》《轧盖机清洁标准操作规程》等。

（4）能操作 KGL-300D 轧盖机对瓶子进行轧盖，并进行清洁保养工作。

任务卡

产品名称		生产批号		产品规格	
处方					
计划产量			起始日期		
签发人			执行人		

任务适用岗位及设备介绍

1. 任务适用岗位

无菌粉末轧盖工、轧盖质量检查工、工艺员。

2. 实训设备

KGL-300D 轧盖机。

任务实施

批生产指令单

产品名称		产品规格		产品批号	
计划产量：					
开始日期：			结束日期：		
要求：			处方：		
签发者：					

1. 无菌粉末分装岗位职责

（1）严格按照工艺要求和操作规程，进行无菌粉末轧盖工作，保证质量，防止差错。

（2）按生产计划积极与上下工序沟通，按时按量完成生产。

（3）负责轧盖所用设备的安全使用及日常保养，防止安全事故。

（4）自觉遵守工艺纪律，保证轧盖岗位不发生混药或对药品造成污染。

（5）真实及时填好生产记录，做到字迹清晰、内容真实、数据完整，不得任意涂改和撕毁，做好交接记录，顺利进入下一道工序。

（6）工作结束及时做好清洁卫生并按有关规程进行清场工作，认真填写相应记录。

（7）做到岗位生产状态标志、设备所处状态标志、清洁状态标志清晰明了、准确无误。

2. 无菌粉末分装岗位操作法

（1）生产前准备

① 检查操作间是否有清场合格标志，并在有效期内，否则按清场标准操作规程进行清场并经 QA 人员检查合格后，发清场合格证，才能进行下一步操作。

② 检查设备是否有“合格”标志、“已清洁”标志，且在有效期内。

③ 检查轧盖间、轧盖机台的卫生清洁状况。

④ 检查各房间的压差是否符合工艺要求，如出现压差不符合要求则立即通知相关人员进行解决，至压差符合要求才能够进行生产。

⑤ 用温湿度计测量轧盖间温湿度，如不符合工艺要求［温度（24 ± 2）℃，相对湿度≤55%］，则及时通知相关人员，做出调整至温湿度符合要求，才能进行生产。

⑥ 开启吸尘装置、轧盖机上的 A 级层流运行 15 min 以上，以达到洁净度要求。

（2）轧盖操作

① 将已消毒的铝盖送至轧盖机，倒入轧盖机振荡器中。

② 通知分装组将已灭菌的西林瓶上胶塞后由输送带送至轧盖机进行

轧盖，检查瓶子的气密性，如气密性不符合要求，则对轧盖机进行调整，至气密性符合要求才能开机生产。

③ 通知分装组将灌装并压胶塞的瓶子送进轧盖机进行轧盖，按要求定时检查轧盖的质量，如不合格品较多，则应停机检查原因，解决后才能继续开机生产。

④ 生产过程中每 30 min 用 75% 乙醇抹擦双手。

（3）生产结束

生产结束后，按《轧盖机清洁标准操作规程》清洁设备，然后关闭机台、吸尘装置、轧盖间 A 级层流；按《轧盖间清场标准操作规程》进行清场，QA 人员检查合格后发清场合格证。

（4）记录

如实填写生产操作记录（见表 5-5 和表 5-6）。

表 5-5　轧盖生产记录

<table>
<tr><td colspan="4">品名：</td><td colspan="2">规格：</td><td colspan="2">生产批号：</td></tr>
<tr><td colspan="4">日期：　　　年　　月　　日</td><td colspan="2">计划产量：</td><td colspan="2">生产指令号：</td></tr>
<tr><td colspan="8">轧盖生产工艺情况记录</td></tr>
<tr><td colspan="2">轧盖机工作情况</td><td colspan="6">静压差检查</td></tr>
<tr><td>开机时间</td><td></td><td colspan="2">测量点及压力差要求</td><td>时间</td><td colspan="2">压力差/Pa</td><td>记录人</td></tr>
<tr><td>关机时间</td><td></td><td colspan="2" rowspan="3">轧盖间→灯检间＞10 Pa</td><td></td><td colspan="2"></td><td></td></tr>
<tr><td>机速/(瓶 · min^{-1})</td><td></td><td></td><td colspan="2"></td><td></td></tr>
<tr><td>轧盖废品量/瓶</td><td></td><td></td><td colspan="2"></td><td></td></tr>
<tr><td colspan="8">温湿度记录：温度（24 ± 2）℃，相对湿度≤55%</td></tr>
<tr><td colspan="2">时间</td><td colspan="2">温度/℃</td><td colspan="2">相对湿度/%</td><td colspan="2">测定人</td></tr>
<tr><td colspan="2"></td><td colspan="2"></td><td colspan="2"></td><td colspan="2"></td></tr>
<tr><td colspan="2"></td><td colspan="2"></td><td colspan="2"></td><td colspan="2"></td></tr>
<tr><td colspan="8">轧盖质量检查</td></tr>
<tr><td colspan="8">质量标准：① 轧盖应牢固、平整、圆滑、无皱纹、无裙边、不缺边
② 用三指法（拇指、食指、中指）旋转，铝盖不应转动</td></tr>
<tr><td>时间</td><td>轧松</td><td>破瓶</td><td>翘塞</td><td>缺顶</td><td>轧坏</td><td>小计</td><td>检查人</td></tr>
</table>

续表

气密性检查		
气密性检查：取样5瓶，每瓶用注射器经4～5号针头注入5 mL空气，将瓶子倒立置于水面之下，检查铝盖边缘冒气情况	冒气□　不冒气□	检查人：
	冒气□　不冒气□	检查人：
	冒气□　不冒气□	检查人：

铝盖消毒处理情况记录				
操作要点：打开铝盖内包装，检查清洁度及规格后倒入洁净铝盘中，放入烘箱内，保证盘与盘之间有空隙，利于空气的流通，在130 ℃条件下保温灭菌　　h，使用有效期　　h。				
铝盖处理批号				
铝盖数量	万	万	万	万
升温时间	—	—	—	—
保温温度/℃				
保温时间	—	—	—	—
记录人				

表5-6　清场记录（无菌粉末分装粉针剂各生产岗位通用）

品名：	规格：	生产批号：
日期：　　年　　月　　日	计划产量：	生产指令号：

清场品种	品名规格：	产品批号：
更换品种	品名规格：	产品批号：
清场要求	1. 各工序在更换产品、规格、批号时，需进行清场 2. 将本批的中间产品、废弃物、剩余物料清离现场，无遗留物 3. 生产设备做到设备内外无油污、无浆块、无物料遗留，设备见本色 4. 清洗或清扫工具、容器达到清洁、无异物、无物料遗留 5. 清洁地面、台面、门窗、天花板、地漏等，做到无积水、无积尘、无残粉 6. 清洁工具做到干净、无遗留物，置于规定位置，干燥放置	

项目	清场内容	清场情况	清场者
生产设备	清洗、湿抹干净，设备见本色	符合□　不符合□	
工具器具	工具器具清洁干净，置规定处存放	符合□　不符合□	
物料	多余的物料等清离现场，移置规定处暂存，无遗留物	符合□　不符合□	

续表

项目	清场内容	清场情况	清场者
废弃物	废弃物等清离现场，无遗留物	符合□ 不符合□	
洁具	清洗干净，置规定处干燥	符合□ 不符合□	
工作场地	传递柜、地漏、天花板、墙壁、地面、门窗等清洁、干净、无积水、无积尘	符合□ 不符合□	
工作服、抹布	清离现场，无遗留物	符合□ 不符合□	
QA 检查情况		QA 检查人	

3. 质量控制关键点

（1）密封性

铝盖密封性是轧盖质量控制的关键点，密封不严的原因有压盖头压力不够或轧盖刀向心轧力不够。应按具体状况调整设备。

（2）平整性

铝盖的下边缘应平整、圆滑、无皱纹、无裙边、无缺边。

任务考核

考核内容	技能要求		分值
生产前准备	生产工具准备	1. 检查核实清场情况，检查清场合格证 2. 对设备状况进行检查，确保设备处于合格状态 3. 对生产用的工具的清洁状态进行检查	10
	物料准备	1. 按生产指令领取铝盖 2. 按生产工艺规程制定标准核实所用物料（检验报告单、规格、批号）	
无菌粉末分装操作	1. 正确检查轧刀、控瓶盘规格 2. 正确检查下盖位置和轧刀的轧盖位置，并进行调整 3. 按正确步骤启动振荡器，使铝盖顺畅地排列到轨道上 4. 按正确步骤启动轧盖机，对西林瓶进行轧盖 5. 生产过程中，按正确步骤检查轧盖成品质量，并对设备进行相应调整 6. 及时挑出无盖、歪盖、松盖、无塞的不合格品，发现破瓶、玻璃碎等要及时处理 7. 完成轧盖操作后，按正确步骤停机（按停止按钮，关闭振荡器，关闭传送带，关闭总电源）		50

续表

考核内容	技能要求	分值
质量控制	1. 密封性：用三指法旋转，铝盖不应转动 2. 平整性：铝盖的下边缘应平整、圆滑、无皱纹、无裙边、无缺边	10
记录	岗位操作记录填写准确完整	10
生产结束清场	1. 作业场地清洁 2. 工具和容器清洁 3. 生产设备的清洁 4. 清场记录	10
其他	正确回答考核人员的提问	10

思考题

（1）轧盖质量检查的标准是什么？

（2）轧盖过程出现爆瓶或者堵塞现象，应如何处理？

操作规程

KGL300D 轧盖机的标准操作规程：

一、开机前的准备工作

（1）检查轧盖室的温湿度、压力是否符合要求。

（2）检查轧盖室是否有清场合格标志，并在有效期内，否则按清场标准操作规程进行清场并经 QA 人员检查合格后，发清场合格证，才能进行下一步操作。

（3）检查设备是否有“合格”“已清洁”标志，并对设备进行检查，确认设备正常，方可使用。

（4）用浸泡过 75% 的乙醇的丝光毛巾擦拭设备、输送带及机台表面。

（5）检查机器上是否有玻璃碴及工具等其他异物，如有应及时清扫。

（6）手动盘车检查各传动机构齿轮的配合情况，并加油润滑。

（7）检查所有紧固螺钉，若发现松动应及时拧紧。

（8）检查输送链条的运行是否正常。

（9）检查轧刀的刀口光滑度，如发现缺损应及时更换。

（10）检查电源是否接通。

（11）检查各部件弹簧是否完好，如发现折断应及时更换。

（12）盘动手轮检查控瓶盘规格与生产瓶子规格是否一致。

（13）检查瓶位情况，观察下盖是否合适，轧刀的轧盖位置是否合适，机器是否有卡滞现象。

二、开机操作

（1）把经挑选合格的铝盖倒入振荡器。

（2）打开电源总开关，按驱动按钮（开机）空载运行，调节振荡器的振幅，使铝盖能顺畅地排列到轨道上。

（3）空载运行几周后，若运行正常则按“停止”按钮，停机待料。

（4）打开电源开关，调节合适运行频率，调节振荡频率。

（5）当进瓶转盘积累瓶子占满半个转盘时，开启驱动按钮进行正常轧盖。

（6）生产过程中，注意观察轧盖成品质量，随时检查轧盖松紧度，以三指（拇指、食指、中指）捻拧，铝盖不动为合格。

（7）挑出无盖、歪盖、松盖、无塞的不合格品，做销毁处理。

（8）如有破瓶、玻璃碎等应及时处理，以免损坏机器或引起卡瓶错位等故障。

轧盖操作注意事项：

① 已加塞的中间产品应在 2 h 内轧完，不得久储。

② 铝盖边缘锋利，小心划破手。

③ 掉出的铝盖应作废品处理。

④ 运行中若出现爆瓶，应立即停机，用镊子清理碎瓶，若卡盘错位应松开紧固螺钉，调正卡瓶后再紧固。

⑤ 运行中出口若堵塞，应立即停机，以免压爆瓶，清除出口输送带的堵塞物，再重新开机。

⑥ 生产结束后要将用剩的铝盖放好盖严，接触铝盖的工具应用消毒液擦干净，放好。

三、停机操作

轧盖完毕后，按“停止”按钮，依次关闭振荡器，关闭传送带、关闭总电源。

四、清洁与清场

（1）清扫机台上的碎瓶、铝盖、胶塞等，放置于废品桶内。

（2）取出振荡器中的铝盖，用专用毛巾擦净振荡器内外壁及轨道等。

（3）用丝光毛巾擦净机台的各个表面，包括台面、侧面保护罩等，要求做到光亮无尘。

（4）清洁天花板、墙壁、地面。

（5）经 QA 核查，发清场合格证。

五、保养

（1）日常保养（每班）：开机前应对机器运动部位加机油。

（2）小修（每月）：检查各连转部位之润滑并紧固各部位螺栓；调整振荡器支承弹簧，调整出铝盖轨道与落盖轨道的接头位置；调整轧刀的进刀量及高低位置；调整上压头的高度位置。

（3）大修（每半年）：清洗、检修进瓶链板、控瓶盘、传动机构及齿轮，更换磨损的齿轮；清洗、检修轧盖机头、轧刀部件及轧盖机头内的传动轴承等；清洗、检修振荡理盖机构及下盖轨道等；清洗、检修减速机。

项目六 眼用制剂的制备

项目知识

一、眼用制剂的定义

凡是供洗眼、滴眼或眼内注射，用以治疗或诊断眼部疾病的液体制剂，都统称为眼用液体制剂。其大部分属于真溶液或胶体溶液，少数为混悬液或油溶液。眼用液体制剂分为滴眼剂、洗眼剂和眼内注射溶液三类。

滴眼剂是用以防治或诊断眼部疾病，以水溶液为主，有少量水性混悬液或油溶液。《药典》现行版规定滴眼剂为无菌制剂，其生产厂房的洁净级别、工艺用水、生产过程、质量控制等均须严格执行无菌制剂要求，同时产品应做无菌检查。滴眼剂同其他制剂一样，是在临床实践中不断总结、完善、发展起来的。滴眼剂系局部用药，对眼部具有杀菌、消炎、扩瞳、缩瞳、麻醉等作用。配制滴眼剂的溶剂通常是水，极少用油。

洗眼剂系将药物配成一定浓度的灭菌水溶液，供眼部冲洗、清洁用，如生理盐水、2% 硼酸溶液等。其质量要求与注射液相同。

二、滴眼剂的质量要求

滴眼剂的质量要求与注射剂类似，对无菌、pH 值、渗透压、澄明度等方面都有一定的要求。

1. 无菌

眼部有无外伤是无菌要求严格程度的界限。用于眼外伤的滴眼剂要求绝对无菌，包括手术后用药在内，而且不得加抑菌剂，采用单剂量包装。一般滴眼剂要求无致病菌，尤其不得含有绿脓杆菌和金黄色葡萄球菌，可加抑菌剂，采用多剂量包装。

2. pH 值

滴眼剂的 pH 值应为 5 ～ 9。因为正常眼睛可耐受的 pH 值为 5 ～ 9，pH 值为 6 ～ 8 时无不适感，小于 5 或大于 11 时对眼有明显刺激性，甚至损伤角膜。滴眼剂的用量较小，由于泪液的稀释与缓冲作用，刺激时间一般较短，滴眼剂的 pH 值调节应兼顾药物的溶解度、刺激性和稳定性的要求。

3. 渗透压

除另有规定外，滴眼剂应与泪液等渗。眼球能适应的渗透压范围相当于浓度为 0.6% ～ 1.5% 的氯化钠溶液，超过 2% 时就有明显的不适感。眼球对渗透压的感觉不如对 pH 值敏感。

4. 可见异物

滴眼剂对可见异物的要求比注射剂稍低。溶液型滴眼剂应澄明，不得含有不溶性异物。混悬型滴眼剂应均匀、细腻，沉降物经振摇应易再分散，按《药典》现行版附录粒度测定法测定，每 10 μg 主药中，大于 50 μm 的粒子不得多于 2 个，且不得检出大于 90 μm 的粒子。

5. 黏度

适当增大滴眼剂的黏度可延长药物在眼内停留时间，从而增强药物的作用，减少刺激性。合适的黏度为 4.0 ～ 5.0 cPa · s。

三、药物的吸收途径及影响药物吸收的因素

1. 药物的吸收途径

药物溶液滴入眼部主要有两个途径：角膜和结膜。一般认为滴入眼中的药物首先进入角膜，药物通过角膜至前房，进而至虹膜。药物经结膜吸收的途径，并可通过巩膜，达眼球后部。滴眼剂中药物的疗效与其在眼内的吸收相关。

滴眼剂是滴入给药，大部分的药物是在结膜的下穹隆中，借助毛细管力、扩散力、眨目反射等使药物进入角膜前的薄膜中，药物从角膜前的薄膜层渗入角膜中。两相都能溶解的药物易通过角膜，完全解离或完全不解离的药物不能透过完整的角膜。水溶性药物容易通过巩膜，而脂溶性药物则不易通过。

若滴入给药不能透入眼前段或透入太慢时，可将其注射入结膜下或眼较后部的眼球囊，药物可借助简单扩散过程通过巩膜进入眼内，对睫状体、脉络膜和视网膜发挥作用。若将药物作球后注射，则药物同样以简单扩散方式进入眼后段，可对球后的神经及其他结构发挥作用。

此外，药物除了通过眼部以外，还可以通过其他的部位给药（如口服、静注）后的转运分别到达眼睛。血液与眼之间存在由血管壁和各种厚度的眼组织组成的与主动转运有关的血—水性屏障，此屏障阻止一些药物进入眼房水并达到有效的治疗浓度。药物若采用全身给药途径，则要使用在人体其他部位可能产生毒性的剂量，才能在眼部达到有效治疗浓度。所以用于眼睛的药物，大多以局部应用较好。

2. 影响药物吸收的因素

药物必须具有适宜的亲水亲油性才能透过角膜，因为角膜厚度为0.5 ~ 1 mm，按其化学组成可为脂肪、水、脂肪三层。完全解离或不解离的药物不能透过完整的角膜。泪液能稀释药液并导致药液流失而减少药物的吸收，但泪液的缓冲作用也能减少药物的刺激性、改变药物的 pH 值而有利于药物的吸收。如大多数生物碱类药物，常配成生物碱盐的水溶液，以增大稳定性和溶解度，滴眼后经泪液改变其 pH 值至 7.4 左右时，可形成足够的游离生物碱，从而有利于药物透过角膜。此外，尽量减少药物的刺激性，如降低药液的表面张力、适当增加药液黏度等，均有利于药物的吸收。

（1）药物的刺激性

药物的刺激性应尽可能最小。若使用刺激性较大的滴眼剂，则可能使结膜的血管和淋巴管扩张，药物从外周血管消除。同时，由于刺激，泪腺分泌增多，泪液将药物稀释并通过泪腺系统流入鼻腔或口腔。因此，刺激性较大的滴眼剂不仅会增加患者的痛苦，同时也会降低药物吸收量，降低药效。

① pH 值。由于角膜的两亲性，两相都能溶解的药物易通过角膜，完全溶解或完全不解离的药物不能透过完整的角膜。因此，许多弱碱类药物的药效较 pH 偏碱性时好。

② 表面张力。滴眼剂的表面张力对滴眼剂与泪液的混合和角膜渗性均影响较大。表面张力愈小，愈有利于泪液与滴眼剂的充分混合，也有利

于药物与角膜上皮接触，药物也愈容易渗入。

③ 黏度。增加黏度可使滴眼剂中的药物与角膜接触时间延长，从而有利于药物的吸收，能降低药物的刺激性。例如，0.5% 甲基纤维素与角膜接触时间可延长约 3 倍。

（2）泪液

正常情况下，人泪液的容量为 7 μL，其中 1 μL 的为角膜前薄膜。若在不眨眼的情况下，最大可容纳的液体体积为 30 μL 左右。不管是自身产生还是外加，多余的液体会从眼中快速排出。在一般情况下，滴眼液一滴约为 50 μL，则估计有 70% 的药液从眼中溢出而造成损失，若眨眼则有 90% 的药液损失。滴眼液给药的理想体积为 5 ～ 10 μL。眼睛这种容纳眼表液体的非常短暂和有限的能力使得给药剂量仅有很小一部分为眼睛所吸收。由于泪液每分钟能补充总体的 16%，角膜或结膜囊内存在的泪液和药液的容量越小，泪液稀释药液的比例就越大。因此，每次多滴进一些药液量或增加滴药次数，有利于提高主药的疗效。

（3）药物的消除

从结构上，结膜含有许多血管和淋巴管。药物进入眼睑和眼结膜的同时也可能通过外周血管迅速从眼组织消除，如果很大比例的药物进入血液，有可能引起全身性不良反应。

四、滴眼剂的原辅料的选择

1. 滴眼剂的原料

滴眼剂的所有原料应符合注射用标准，应无杂质、纯度高，最好用注射用原料，或在使用前进行精制。

2. 滴眼剂的溶剂

1）注射用水

注射用水必须符合《药典》对注射用水的质量要求。

2）注射用非水溶剂

注射用非水溶剂必须符合注射用标准，一般用花生油、芝麻油、橄榄油、蓖麻油等。

3. 滴眼剂的附加剂

拟定滴眼剂处方时，既要考虑发挥滴眼剂的最佳疗效，也要考虑减少滴眼剂的刺激性，因此必要时可添加附加剂，但选用的附加剂的品种与用量应符合《药典》标准。

1）渗透压调整剂

除另有规定外，滴眼剂应与泪液等渗。低渗溶液可选用氯化钠、葡萄糖、硼酸等调成等渗，等渗的计算法与注射剂相同。因治疗目的确需用高渗溶液，如30%磺胺醋酰钠滴眼剂，可不加调整。

2）pH值调节剂

为了保证药物的稳定性、避免过强的刺激性，有时选用适当的缓冲液作眼用溶剂，使滴眼剂的pH值稳定在一定的范围内。常用的缓冲溶液有以下几种：

（1）硼酸缓冲溶液

该溶液为1.9%的硼酸溶液，pH值为5。适用于盐酸可卡因、盐酸丁卡因、盐酸普鲁卡因、盐酸乙基吗啡、去氧肾上腺素（新福林）、硫酸锌等药物。

（2）巴氏硼酸盐缓冲溶液

该溶液由1.24%的硼酸溶液和1.91%的硼砂溶液组成，临用时按不同比例配合，可得pH值为6.7～9.1的缓冲溶液（见表6-1）。

表6-1　巴氏硼酸盐缓冲溶液

pH值	1.24% H_3BO_3/ mL	1.91% $Na_2B_4O_7 \cdot 10H_2O$/mL	100 mL等渗溶液应加氯化钠/g
6.77	97	3	0.22
7.09	94	6	0.22
7.36	90	10	0.22
7.60	85	15	0.23
7.89	80	20	0.24
7.94	75	25	0.24
8.08	70	30	0.25
8.20	65	35	0.25
8.41	55	45	0.26

续表

pH 值	1.24% H_3BO_3/ mL	1.91% $Na_2B_4O_7 \cdot 10H_2O$/mL	100 mL 等渗溶液应加氯化钠/g
8.60	45	55	0.27
8.69	40	60	0.27
8.84	30	70	0.28
8.98	20	80	0.29
9.11	10	90	0.30

（3）沙氏磷酸盐缓冲溶液

该溶液由0.8%的磷酸二氢钠溶液和0.947%的磷酸氢二钠溶液组成。临用前按不同比例配合，可得pH值为5.9～8.0的缓冲溶液（见表6-2）。该缓冲溶液适用于阿托品、麻黄碱、后马托品、毛果芸香碱、东莨菪碱等药物。

表6-2　沙氏磷酸盐缓冲溶液

pH 值	0.8% NaH_2PO_4/mL	0.947% Na_2HPO_4/mL	100 mL 等渗溶液应加氯化钠/g
5.91	90	10	0.48
6.24	80	20	0.47
6.47	70	30	0.47
6.64	60	40	0.46
6.81	50	50	0.45
6.98	40	60	0.45
7.17	30	70	0.44
7.38	20	80	0.43
7.73	10	90	0.43
8.04	5	95	0.42

3）抑菌剂

滴眼剂一般采用多剂量包装形式，一经开口使用数日，在使用过程中无法始终保持无菌，因此选用抑菌剂十分重要。要求抑菌剂效果好且作用迅速，即在患者两次使用的间隔时间内达到无菌。常用抑菌剂有以下几类：

（1）有机汞类

常用的有硝酸苯汞、硫柳汞等。硝酸苯汞在pH值为6.0～7.5时作用最强，与氯化钠、碘化物、溴化物等有配伍禁忌。硫柳汞在弱酸或弱碱溶液中抑菌效果较好，适用于荧光素钠、水杨酸毒扁豆碱等滴眼液。

（2）醇类

常用的有三氯叔丁醇、苯乙醇等。三氯叔丁醇适用于微酸性溶液，与碱性药物有配伍禁忌；苯乙醇在偏酸和偏碱的溶液中稳定，常与其他抑菌剂合用，具有良好的协同作用。

（3）对羟基苯甲酸酯类

常用的有对羟基苯甲酸甲酯、对羟基苯甲酸乙酯、对羟基苯甲酸丙酯，它们对真菌有较好的抑菌能力。对羟基苯甲酸甲酯与对羟基苯甲酸丙酯合用在弱酸中作用强，但某些患者感觉有刺激性。

（4）季铵盐类

常用的有苯扎氯铵、苯扎溴铵、氯己定（洗必泰）等阳离子表面活性剂，抑菌力强，也稳定，但配伍禁忌多，遇阴离子表面活性剂或阴离子胶体化合物失效。其中最常用的是苯扎氯铵，pH值小于5时作用减弱。

（5）酸类

常用的有山梨酸，它对霉菌有较好的抑菌力，适用于含有吐温的滴眼剂。

使用单一抑菌剂，往往抑菌效果不理想。两种以上的抑菌剂联合使用可达到强效、速效抑菌作用，特别是迅速杀灭对眼危害较大的铜绿假单胞菌。例如，联合使用依地酸二钠能增强抑菌剂苯扎氯铵、三氯叔丁醇对绿脓杆菌的抑制作用。

4）助悬剂与增稠剂

这是一类具有黏性的亲水胶体物质。一方面，它们在水不溶性滴眼液中作为助悬剂以减慢微粒的沉降和合并速度，如可的松滴眼液及咪康唑滴眼液；另一方面，它们又可作为增黏剂起到保湿、延长药物在结膜囊内的滞留时间，提高疗效，如0.25%后马托品滴眼剂无睫状肌麻痹和散瞳作用，当加入1%甲基纤维素时，便可使瞳孔由3 mm扩大到7 mm。常用的助悬剂与增黏剂有甲基纤维素（MC）、羧甲基纤维素钠（CMC－Na）、羟丙甲纤维素（HPMC）、聚乙烯醇（PVA）等，眼用溶液的黏度以15～25 cPa·s为宜。使用时应注意这类助悬剂、增稠剂与药物或抑菌剂之间的配伍禁忌。

根据需要，滴眼剂还可以添加抗氧剂、增溶剂、助溶剂等附加剂。

五、滴眼剂的生产工艺

滴眼剂的制备与注射剂大致相同。对于不耐热的主药，需采用无菌法操作。而对用于眼部手术或眼外伤的制剂，按小容量注射剂生产工艺制备，不得添加抑菌剂，并分装于单剂量容器中，封口后灭菌，保证完全无菌。洗眼液用输液瓶包装，按输液工艺制备。对于滴眼剂，一般情况下，将配制好的药液经滤过除菌后，以无菌操作法分装封口，不再进行热压灭菌。因此，滴眼剂的滤过、灌封应在10000级的洁净环境中完成。

滴眼剂的生产工艺流程见图6-1。

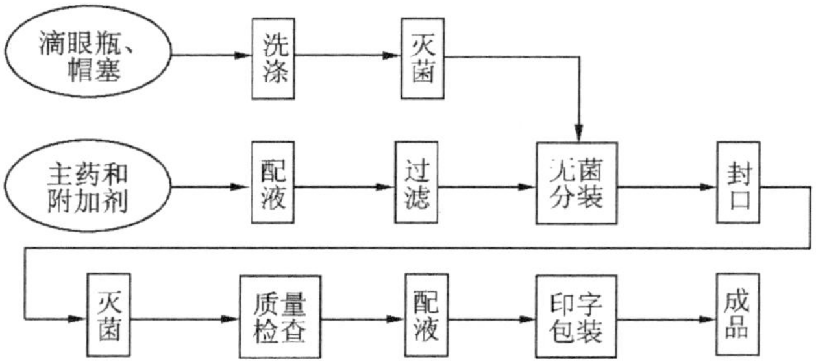

图6-1　滴眼剂的生产工艺流程

1. 容器的处理

滴眼剂的包装容器应无毒并清洗干净，灭菌后备用，不应与药物或辅料发生理化作用，容器壁要有一定的厚度且均匀，其透明度应不影响可见异物检查。

目前，滴眼剂的包装材料多采用塑料瓶包装。塑料滴眼瓶为Ⅰ类药包材，经微生物限度等检查合格后，可直接应用或用过滤空气吹洗后应用。常用瓶体、瓶嘴、瓶盖三合一组成的方式，一般不熔封瓶口，而是旋紧瓶盖，达到密闭要求。还有一些塑料瓶由吹塑制成，当即封口，不易污染。

切开封口后可按安瓿喷射洗涤法进行，最后在密闭容器内用环氧乙烷灭菌后备用，灌装药液后再封口。

因塑料瓶可能会吸附抑菌剂和某些药物，影响抑菌效果，使含量降低；塑料中的增塑剂或其他成分也会溶入药液中，使药液不纯。因此，要根据与药物相容性试验的结果选择包装材料。

2. 药液的配滤

药物、附加剂用适量溶剂溶解，必要时加 0.05% ~0.3% 活性炭处理，经滤棒、垂熔滤球或微孔滤膜过滤至澄明，加溶剂至足量，灭菌后做半成品检查。眼用混悬剂的配制，先将微粉化药物灭菌，另取表面活性剂、助悬剂加少量灭菌蒸馏水配成黏稠液，再与主药用乳匀机搅匀，添加注射用水至全量。

3. 无菌灌装

滴眼剂生产中药液的灌装方法，目前多采用减压灌装。

六、滴眼剂的质量检查

1. 可见异物

按《药典》现行版附录规定，溶液型的滴眼剂应不得检出明显可见异物，具体检查方法与注射剂一致。

2. 粒度

按照《药典》现行版规定，混悬型的滴眼剂粒度检查应符合要求。检查方法如下：取供试品强力振摇，立即用微量移液管吸取适量（相当于主药 10 μg）置于载玻片上，按照《药典》附录粒度和粒度分布检查法检查，粒度大于 50 μm 的粒子不得多于 2 个，且不得检出粒度大于 90 μm 的粒子。

3. 沉降体积比

混悬液型滴眼剂应做沉降体积比检查，按照《药典》附录沉降体积比检查法检查，沉降体积比应不低于 0.90，其沉淀物经振摇应易再分散。

4. 无菌检查

按照《药典》现行版无菌检查法检查，应符合规定。

5. 其他

装量检查按照《药典》现行版附录最低装量检查法检查，应符合规定。含量均匀度应符合规定。

参考文献

［1］陆丹玉，封家福. 药物制剂技术［M］. 南京：江苏凤凰科学技术出版社，2015.

［2］于广华，毛小明. 药物制剂技术［M］. 2版. 北京：化学工业出版社，2017.

［3］张健泓. 药物制剂技术实训教程［M］. 2版. 北京：化学工业出版社，2014.

［4］董建慧. 药物制剂技术［M］. 北京：化学工业出版社，2015.